AF318924

ÉLÉMENTS

D'ANALYSE CHIMIQUE MÉDICALE

appliquée aux

RECHERCHES CLINIQUES

PAR

Le Docteur SONNIÉ-MORET

PHARMACIEN DES HÔPITAUX DE PARIS

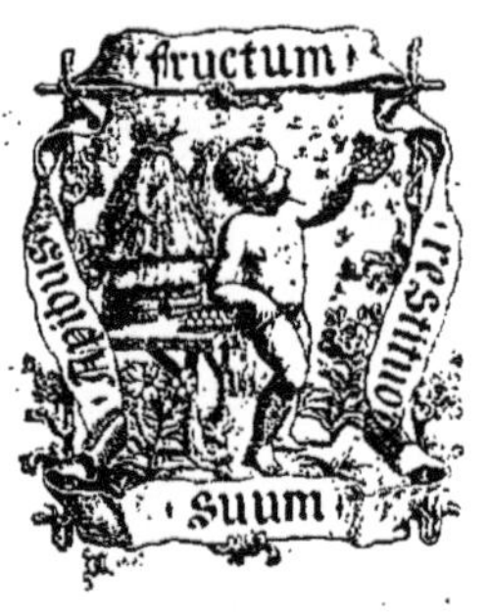

PARIS

SOCIÉTÉ D'ÉDITIONS SCIENTIFIQUES

PLACE DE L'ÉCOLE DE MÉDECINE

4, rue Antoine-Dubois, 4

1897

ÉLÉMENTS

D'ANALYSE CHIMIQUE MÉDICALE

ÉLÉMENTS
D'ANALYSE CHIMIQUE MÉDICALE

appliquée aux

RECHERCHES CLINIQUES

PAR

LE Docteur SONNIÉ-MORET

PHARMACIEN DES HÔPITAUX DE PARIS

PARIS

SOCIÉTÉ D'ÉDITIONS SCIENTIFIQUES

PLACE DE L'ÉCOLE DE MÉDECINE
4, rue Antoine-Dubois, 4
—
1896

AVANT-PROPOS

A LIRE

Sollicité, il y a quelques années, de collaborer à une publication qui devait intéresser toutes les branches de la chimie pratique, j'eus de ce fait à traiter, entre autres sujets, celui de la chimie appliquée aux recherches médicales cliniques. Mon livre écrit, je le remis au directeur de la publication qui le fit lui-même parvenir à l'éditeur, et j'attendis. Mais des querelles étant survenues entre les deux messieurs ci-dessus, j'appris un jour que c'était moi qui en supporterais les conséquences, et que mon volume ne serait pas imprimé, ou bien le serait dans un nombre indéterminé d'années, seconde alternative qui, pour un livre traitant de science, équivalait à la première. Dans ces conditions je me fis rendre mon manuscrit, et pour que mon travail, si minime qu'il eût été dans la circonstance, ne fût pas perdu, je résolus (amour propre d'auteur évidemment), d'en effectuer moi-même la publication. Telle est l'origine de l'opuscule que je présente aujourd'hui au public.

Quand je rentrai en possession de mon munuscrit, il y avait déjà plus de deux ans que celui-ci traînait sur les rayons de l'éditeur ci-dessus mentionné, et près de trois ans qu'il avait été composé. Il était donc indispensable qu'il fût revu et *mis au point*. En procédant à ce travail de révision de mon livre, j'en ai profité pour changer un peu sa rédaction et sa destination premières. Dans le principe, ce livre, tel qu'il m'avait été commandé, avait été écrit plus spécialement à l'intention des médecins et des étudiants en médecine, et ne contenait, par suite, que la description d'opérations chimiques très simples, et susceptibles d'être effectuées avec un outillage très restreint. En revoyant mon manuscrit je me suis laissé entraîner à en modifier tant soit peu le contenu primitif. Par suite, quelques passages ont été supprimés ; des additions beaucoup plus importantes ont été faites. J'ai voulu que sans cesser d'être un livre élémentaire, s'adressant aux médecins qui s'intéressent aux choses de la chimie clinique, mon opuscule remanié fût utile également aux pharmaciens ; à ceux surtout qui, dépourvus d'un laboratoire d'analyse proprement dite, et n'ayant pas le loisir ou l'occasion de se livrer à des travaux chimiques suivis, se trouvent néanmoins de temps en temps mis en demeure par le médecin de procéder à quelque recherche de chimie médicale, destinée à éclairer un diagnostic ou à diriger un traitement.

C'est à l'intention principalement de cette catégorie de pharmaciens que j'ai exposé les procédés les plus simples des dosages les plus courants qu'ils sont appelés à entreprendre; et dans mes descriptions opératoires je me suis efforcé d'entrer dans des détails minutieux qui ne seront pas inutiles, j'en ai la conviction, à ceux qui ne sont pas journellement aux prises avec une analyse chimique.

Enfin, tandis que j'y étais, sortant par instants du cadre restreint que je m'étais tracé, j'ai voulu consigner dans ce livre quelques indications pratiques sur certaines opérations et analyses dont la description, telle qu'elle est faite dans nos traités actuels de chimie médicale, laisse, à mon avis, passablement à désirer. C'est ainsi que j'ai été amené, entre autres, à exposer le dosage de l'azote total dans l'urine et la détermination du rapport azoturique ; qu'à propos des sérosités et du suc gastrique, par exemple, je me suis livré à des développements d'un intérêt pratique médiocre pour ceux auxquels mon livre a la prétention de s'adresser plus particulièrement. Par contre, ceux qui sont appelés de temps en temps à effectuer les analyses auxquelles je fais allusion, me sauront peut-être gré des renseignements que je leur aurai fournis, obligés qu'ils sont actuellement d'aller puiser ceux-ci dans des publications diverses, et des mémoires originaux plus ou moins épars.

De tout ce que je viens de dire il résulte que mon livre, fait en quelque sorte en deux fois et à deux points de vue, manquera sans doute un peu d'homogénéité dans sa composition. Je le confesse ; et si je suis entré dans toutes les explications qui précèdent, c'est afin d'aller au devant des critiques du lecteur.

Il me reste à dire un mot de la division de l'ouvrage.

De toutes les recherches de chimie médicale auxquelles on est appelé dans la pratique à se livrer, celles qui, de beaucoup, sont les plus fréquentes et les plus importantes concernent l'*Urine*. C'est en conséquence par l'étude de ce liquide que j'ai commencé, et c'est sur cette question que je me suis étendu le plus longuement, au point que le chapitre qui y est relatif occupe à lui seul les deux tiers du volume.

Le chapitre suivant traite du *Sang*. En ce qui concerne ce liquide, c'est plutôt un résumé de sa composition et de ses propriétés que j'ai dû me borner à donner ; l'analyse proprement dite du sang ne pouvant être entreprise sérieusement que par des chimistes familiarisés avec les opérations spéciales qu'elle réclame, et outillés en conséquence.

A la suite du sang, les *Sérosités*, le *Suc Gastrique*, la *Bile*, la *Salive*, ont été traités avec les détails que me paraissait comporter leur importance respective.

Enfin dans un dernier chapitre, j'ai résumé ce qui a trait à l'histoire du *Lait* et à son analyse.

SONNIÉ-MORET.

Mai 1896.

CHAPITRE PREMIER

—

URINE

—

Caractères généraux de l'urine

1. L'urine est un liquide excrémentitiel séparé du sang par les reins et rejeté de l'organisme après un séjour plus ou moins long dans la vessie. Sa composition, déjà très complexe à l'état normal, le devient bien autrement sous l'influence de certains états morbides.

2. Urine normale. — Les éléments contenus dans l'urine normale sont de deux sortes : les uns organiques, les autres minéraux. Ils sont nombreux ; je ne mentionnerai que les principaux, les seuls qui aient de l'intérêt au point de vue auquel nous sommes placés ici.

Éléments organiques
{ Urée.
Acide urique.
Acide hippurique.
Créatinine.
Matières colorantes, etc.

Éléments minéraux
{ Chlorures alcalins.
Phosphates alcalins.
Phosphates de chaux et de magnésie.
Sulfates divers (1).

3. Couleur. — La couleur de l'urine est très variable, surtout dans les cas pathologiques, et sa teinte, quelle qu'elle soit au moment de l'émission, se fonce au bout d'un certain temps sous l'influence de l'aération. A l'état normal cette couleur est jaune ambré plus ou moins foncé. L'urine de la nuit, rendue le matin, est plus colorée que celle émise pendant le jour, surtout lorsque cette émission a lieu à la suite des repas ou après l'ingestion de boissons abondantes. Dans ce dernier cas, l'urine peut même être sensiblement incolore. A l'état pathologique, cette urine incolore ou à peine teintée se rencontre dans la polyurie, la chlorose, dans

---

(1) On trouve encore dans l'urine normale, la plupart du temps en très petites quantités, les corps suivants :

Acides carbonique, azotique, lactique, benzoïque, phénylsulfurique, phosphoglycérique.

De l'ammoniaque.

Des traces de fer, de silice, de xanthine.

De l'azote, de l'oxygène.

quelques maladies des reins et du système nerveux,
à la suite des crises d'hystérie, etc.

Dans les affections fébriles, au contraire, l'urine
présente uue coloration foncée plus ou moins accentuée, coloration que l'on observe aussi dans certaines
maladies chroniques. Les affections du foie communiquent ordinairement à l'urine une couleur jaune
verdâtre spéciale, provenant du passage dans ce
liquide des pigments biliaires (*urines ictériques*).
L'urine est encore colorée en rouge ou en brun par
suite de son mélange avec du sang (*néoplasme vésical*;
néphrite ou cystite calculeuses, etc.), ou avec de l'hémoglobine (*hémoglobinurie*). Cette couleur peut même
passer au noir lorsqu'il s'est produit un commencement de décomposition. La coloration noirâtre de
l'urine se présente souvent aussi dans le cas de
cancer mélanique. Enfin, on a eu occasion d'observer
des urines teintées en bleu par la présence de
l'indigotine.

La couleur de l'urine peut d'autre part être
modifiée par l'ingestion de certains médicaments.
C'est ainsi que le séné, la rhubarbe, et autres
substances renfermant de l'acide chrysophanique lui
communiquent une teinte variant du jaune orangé
au jaune brun, et peuvent la faire confondre parfois
avec une urine ictérique. L'emploi de l'acide phénique ou du goudron peut rendre l'urine noirâtre.

Les urines pâles, depuis l'incolore jusqu'au jaune

paille, indiquent ordinairement une teneur très faible en éléments solides (excepté, toutefois, dans le diabète sucré), et ont une faible densité. Les urines à couleurs foncées sont au contraire en général concentrées, riches en éléments solides; de là leur poids spécifique élevé. On les rencontre dans le cas où l'élimination de l'eau par les reins est diminuée, tandis que la séparation des autres éléments de l'urine est normale ou même augmentée. C'est pourquoi on peut rencontrer ces urines chez des personnes en bonne santé, qui par exemple transpirent beaucoup et boivent peu. Toutefois, une urine fortement colorée est en général l'indice d'un état morbide.

4. Odeur. — L'urine a une odeur sui generis qui n'est pourtant pas constamment la même. Cette odeur peut être modifiée par les aliments, par les médicaments, dont elle rappelle parfois l'odeur propre. D'autres fois elle est différente de celle du produit qui lui donne naissance. C'est ainsi que l'absorption d'essence de térébenthine, ou simplement un court séjour dans une atmosphère chargée de vapeurs de cette essence communique à l'urine une odeur de violette des plus nettes. L'ingestion du copahu communique également à l'urine une odeur spéciale qui n'est pas sans ennuyer parfois les consommateurs de ce produit; et tout le monde connaît l'odeur fétide que prend l'urine sous l'influence des asperges.

La présence de certains produits morbides dans le rein ou la vessie (cancer, pus, calculs) peut communiquer à l'urine une odeur des plus infectes.

5. Consistance. — L'urine normale est fluide. comme de l'eau. Agitée dans un flacon, elle donne une mousse peu persistante qui devient plus abon-dante et plus durable si l'urine renferme du sang, du pus ou de l'albumine.

Quand du pus mélangé à l'urine est entré en putréfaction, celle-ci acquiert une consistance vis-queuse, devient filante, et présente une réaction alcaline.

6. Transparence. — L'urine d'une personne en bonne santé est limpide. Toutefois il est rare que quelque temps après son émission, il ne se produise pas au sein de sa masse un léger nuage qui se dépose ensuite, et qui est formé principalement par un peu de mucus, et par des débris épithéliaux provenant des voies urinaires.

Parfois l'urine, claire à l'émission, se trouble au fur et à mesure que sa température s'abaisse. Elle dépose des urates, de l'oxalate de chaux et des matières colorantes.

L'urine pathologique est souvent trouble au moment où elle sort de la vessie. Telle est une urine chargée de pus; telle est encore une urine devenue fortement alcaline dans la vessie et qui entraîne avec elle des phosphates et des carbonates terreux mélangés à une plus ou moins grande quantité de débris épithéliaux.

Les urines troubles, rappelant celle des herbivores, sont, pour cette raison, dites *jumenteuses*.

7. Quantité d'urine émise. — On la rapporte à l'espace de 24 heures. Un adulte en bonne santé rejette dans ce laps de temps un volume d'urine assez variable sans doute, mais qu'on admet être en moyenne, pour l'homme, de 1400 à 1500 cent. cubes. Cette moyenne, un peu plus faible pour la femme, est considérée comme oscillant entre 1100 et 1200 cent. cubes chez cette derniére.

Ces chiffres qui, chez le sujet en bonne santé, varient avec le poids de l'individu, son âge, l'alimentation dont il fait usage, l'exercice auquel il se livre, la température extérieure, etc., ne peuvent plus servir de points de repère en présence de certains états morbides. Chez les malades atteints d'affections des voies urinaires, par exemple, on voit la sécrétion urinaire tantôt réduite à 100 ou 150 cent. cub. dans les 24 heures, ou atteignant, au contraire, 6-8-10 et jusqu'à 20 litres dans le même temps. Dans le diabète insipide, on a vu la quantité d'urine rendue par jour s'élever à 25 et 30 litres.

Lorsqu'on veut se rendre compte de la quantité d'urine qu'émet un malade, il est indispensable de recueillir ce liquide pendant une période de 24 heures. Les quantités d'urine émises aux différents instants de la journée, sont loin, en effet, d'être les mêmes. Beaucoup plus considérables après les repas, elles atteignent leur minimum pendant la nuit, et une moyenne dans la matinée.

Si l'on veut se livrer à un essai qualitatif quelconque sur son urine, il sera préférable, en général, d'expérimenter sur celle de la nuit, qu'on recueillera le matin, alors que le sujet n'a encore pris aucun aliment, aucune boisson.

Mais si on doit procéder à une analyse quantitative, il sera indispensable d'effectuer les prises d'essai sur le mélange des urines rendues pendant 24 heures, et de rapporter les résultats obtenus à la totalité de l'urine des 24 heures et non pas au litre comme le font parfois certains praticiens ; car les résultats d'après cette dernière évaluation ne signifient absolument rien, si on ignore la quantité d'urine émise dans les 24 heures.

8. Densité. — La densité moyenne de l'urine normale, chez l'homme, est de 1,018 ; chez la femme, elle est un peu plus faible et égale à 1,016. Cette densité peut varier dans des limites comprises entre 1,014 et 1,028.

L'urine des polyuriques descend à 1,001 ; celle des diabétiques monte à 1,050 et même 1,070.

La densité de l'urine s'obtient d'une façon suffisamment exacte pour les besoins de la clinique, à l'aide d'un densimètre de petite dimension auquel on donne le nom d'*uromètre*, de *pèse urines* (Fig. 1).

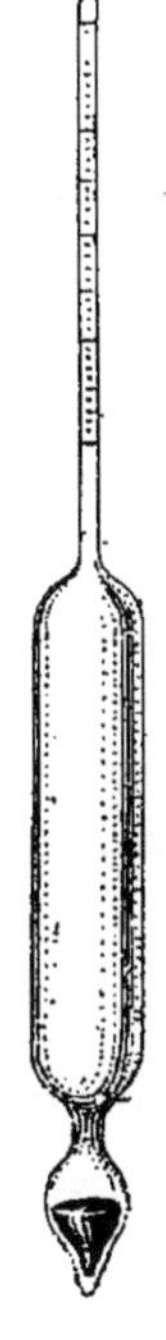

Cet appareil est gradué de telle sorte que, plongé dans l'eau distillée, le liquide affleure à la division de l'échelle marquée 1000 et située en haut de la tige. Cette tige porte de 40 à 50 divisions ou degrés. Ordinairement les deux derniers chiffres de la densité sont seuls indiqués, vu la petitesse de l'instrument, et ils ne sont inscrits que tous les 5 ou 10 degrés.

Pour prendre la densité d'une urine, on remplit de celle-ci, presque jusqu'au bord, une éprouvette à pied ou même un verre à expériences, si on a suffisamment d'urine à sa disposition. On enlève la mousse, s'il s'en est formé, en absorbant cette dernière à l'aide d'un peu de papier buvard, et on plonge doucement l'uromètre, bien propre, dans le liquide où il doit flotter librement, sans avoir le moindre contact avec la paroi du vase extérieur. Lorsque l'instrument est devenu immobile, on place

Fig. 1.

l'œil à la hauteur de la surface A B du liquide (Fig. 2)
et on lit la division de la tige
qui se trouve dans le plan
de cette surface. Par suite, en
effet, de la capillarité, le liquide
s'élève sur les parois du récipient et sur la tige de l'uromètre, et il faut se garder de
noter la division à laquelle
adhère, sur ce dernier, le som-
met du ménisque liquide.

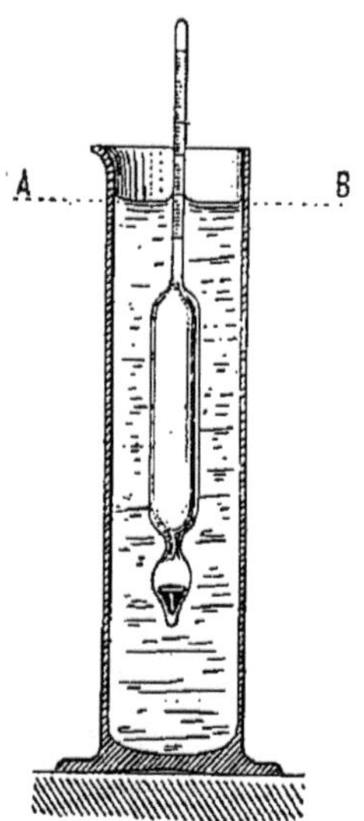

Fig. 2.

9. Les densimètres à urines
sont ordinairement gradués
pour la température de 15°,
c'est-à-dire qu'ils ne donnent
des indications exactes qu'autant que le liquide
dans lequel on les plonge est à cette température.
Comme il en est rarement ainsi, il faut donc,
si on veut obtenir des résultats convenables, faire
des corrections. Celles-ci peuvent être effectuées
d'une façon suffisante pour les besoins de la clinique en se basant sur ce fait d'observation,
qu'une différence de 5 degrés dans la température
correspond sensiblement à 1 degré du densimètre.
En conséquence, on ajoutera 1 au nombre lu sur le
densimètre par chaque 5 degrés de température
au-dessus de 15°, et d'autre part, on retranchera

1 au même nombre lu sur l'instrument par chaque
5 degrés de température au-dessous de 15°. Un
uromètre plongé dans une urine dont la température
sera 20°, par exemple, marquera-t-il 1,020 ? La
densité réelle, correction faite, sera 1,021. Supposons le même uromètre plongé dans une urine,
à la température, au contraire, de 10° et marquant
encore 1,020. La densité réelle sera, cette fois,
1,019.

Le précédent mode de correction n'est applicable
qu'à l'urine normale, ou à peu près. Avec certaines
urines pathologiques à forte densité, notamment
avec les urines sucrées, il ne serait plus exact.

Il résulte de ce qui vient d'être dit, que lorsque
l'on prend la densité d'une urine, on a besoin de
connaître la température de celle-ci au moment où
on y plonge l'uromètre. En même temps que ce
dernier, on introduira donc dans l'urine un thermomètre, et on attendra, pour noter les indications de
celui-ci, que sa colonne liquide soit devenue station-
naire depuis quelques instants.

Pour rendre la détermination de la température
plus facile, certains uromètres sont munis d'un
thermomètre disposé à leur intérieur. Le lest de
l'instrument est constitué par la boule d'un thermomètre à mercure dont la tige monte dans le renfle-
ment médian que présente l'aréomètre.

10. Matières solides contenues dans l'urine. — Le poids des substances solides que l'urine tient en dissolution ou *résidu solide*, est en moyenne de 40 grammes par litre chez l'homme en bonne santé (1), et est un peu plus faible chez la femme. L'enfant rend, proportionnellement, plus d'urine et plus de matériaux solides que l'adulte.

La détermination exacte du résidu solide de l'urine est une opération assez délicate. On obtiendra des résultats satisfaisants pour les besoins médicaux, en procédant à cette détermination de la façon suivante :

10 cent. cub. de l'urine à examiner (2) seront introduits dans une capsule à fond plat, de préférence en platine, et évaporés à sec au B. M. Ce résultat obtenu, la capsule sera portée à l'étuve et chauffée dans celle-ci, à 100° pendant une heure. Au bout de ce temps, la capsule

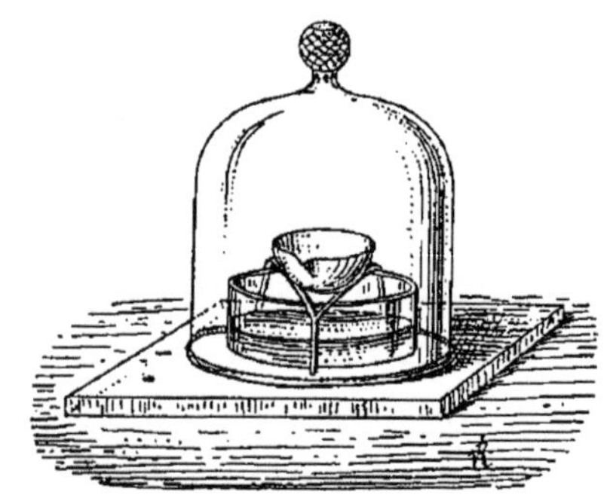

Fig. 3.

(1) Ce qui représente pour l'urine des 24 heures une moyenne de 55 à 60 grammes de matières solides.

(2) Si la densité de l'urine ne dépassait pas 1,010, il serait plus convenable d'opérer sur 20 cent. cub. de ce liquide. On se contenterait, au contraire, de 5 cent. cub. si la densité était supérieure à 1,030.

vivement retirée de l'étuve sera mise à refroidir sous une cloche contenant de l'acide sulfurique, ou encore de la chaux vive (Fig. 3), afin d'éviter que le résidu, très *hygrométrique,* n'absorbe de l'humidité. On portera ensuite la capsule sur le plateau d'une balance d'analyse et on prendra rapidement son poids ; puis on la remettra à l'étuve, et au bout d'un quart d'heure, 20 minutes, on recommencera la pesée, toujours après refroidissement préalable de la capsule sous la cloche à dessiccation. On réitérera ainsi plusieurs fois la chauffe et la pesée de la capsule, jusqu'à ce que cette dernière ne perde plus sensiblement de son poids, résultat qui demandera ordinairement, pour être atteint, deux ou trois heures. A la suite de la dernière pesée qu'on aura été en mesure d'effectuer très rapidement sans que l'humidité de l'air ait eu le temps d'exercer son action nuisible, on déduira du poids obtenu celui de la capsule préalablement tarée, et on aura ainsi le résidu sec abandonné par 10 cent. cub. d'urine. Il sera facile de rapporter ce résidu au litre ou à l'urine des 24 heures, suivant le cas.

11. Influence du glucose sur le dosage des matières fixes de l'urine. — Quand on chauffe à 100° le résidu de l'évaporation de l'urine normale, ce résidu subit peu à peu des pertes par suite de la transformation de l'urée en carbonate d'ammoniaque qui se volatilise.

La perte d'urée ainsi produite va en augmentant avec la durée de son séjour dans l'étuve, mais n'a lieu qu'assez lentement avec l'urine normale, ou à peu près, et peut être négligée dans un dosage effectué pour les besoins de la clinique. Il n'en est plus de même quand on se trouve en présence d'une urine sucrée. Lorsqu'on fait l'extrait sec d'une telle urine, on peut pousser extrêmement loin la dessiccation sans jamais arriver, pour ainsi dire, à obtenir un poids constant. Au contact du glucose, en effet, l'urée se décompose assez rapidement, au point de pouvoir être réduite au tiers environ de son poids primitif, d'après Méhu, après 6 heures de séjour à l'étuve du résidu sec.

Pour parer à cet inconvénient, voici ce que Méhu conseille de faire (1) :

Dans deux capsules de mêmes dimensions on fait en double l'extrait sec de l'urine proposée. Quand la dessiccation a été poussée assez loin (pendant 4 ou 5 heures par ex.) et qu'on peut compter que toute l'eau a été chassée, on note le poids de l'extrait contenu dans l'une des capsules, on délaie cet extrait avec de l'eau distillée de façon à reproduire le volume initial de l'urine mise en jeu, et

____

(1) Méhu. — L'Urine. Paris, 1880.

dans la solution que l'on obtient ainsi, on dose l'urée (§ 23). Un autre dosage d'urée dans l'urine primitive permet d'évaluer la perte en urée par l'urine qui a été soumise à la dessiccation. Le poids correspondant à cette perte d'urée est ajouté à celui obtenu dans la première partie de l'opération, et donne ainsi d'une façon suffisamment exacte pour la pratique le poids de l'extrait sec cherché.

La seconde capsule dans laquelle on a fait l'extrait en double doit servir, d'après Méhu, à contrôler la première opération.

Le moyen le plus exact pour doser les matières solides de l'urine serait de recourir au procédé indiqué par Magnier de la Source (1) et consistant à évaporer sur une large surface 1 ou 2 grammes d'urine dans le vide, et en présence d'acide sulfurique concentré. Au bout de 24 heures, temps nécessaire dans ces conditions pour la dessiccation du liquide, une pesée ferait connaître le poids du résidu urinaire.

12. Pour les besoins de la clinique courante, le médecin pourra se renseigner lui-même d'une façon approximative sur la teneur en matériaux solides d'une urine, en recourant à la méthode empirique suivante indiquée par Apollinaire Bouchardat. Cette méthode consiste, après avoir pris la

(1) Bulletin de la Société Chimique de Paris, 1876, p. 504.

densité de l'urine, à doubler les deux derniers chiffres de cette densité. Le produit indiquera le résidu solide par litre, exprimé en grammes. Cette urine marque-t-elle à l'uromètre 1,022 ? Son résidu solide par litre sera de 44 grammes.

Les résultats que l'on obtient ainsi sont assez exacts lorsqu'on a affaire à une urine normale ; mais ils s'éloignent plus ou moins de la vérité avec les urines pathologiques.

13. Cendres. — Il est parfois nécessaire d'incinérer l'urine, de faire les cendres, comme on dit, pour connaître le résidu de matières minérales qui résulte de cette opération. Dans certains cas, en effet, le médecin est désireux de savoir la proportion de matières minérales que renferme une urine, ou plutôt le rapport qui existe entre ces matières minérales et le résidu solide de cette urine. Ce rapport est assez variable. Le Dʳ Albert Robin, qui le désigne sous le nom de *coefficient de déminéralisation*, admet qu'il est pour l'urine normale de 0,32, c'est-à-dire que dans une urine normale les éléments minéraux représentent les 32/100 du résidu solide que fournit cette urine à la dessiccation.

Nous avons vu plus haut comment on détermine le résidu solide d'une urine ; pour établir le rapport ci-dessus, il reste à déterminer le résidu minéral.

Cette dernière opération, malgré son apparente

simplicité, ne laisse pas que d'être encore plus délicate que la précédente pour être menée à bien. Si
on se contentait, en effet, de chauffer tel quel l'extrait
sec obtenu précédemment, jusqu'à ce que toute trace
de matière organique ait disparu, et qu'il ne restât
plus qu'un résidu blanc, on obtiendrait des résultats
tout à fait erronés. Vu la température élevée, en
effet, à laquelle il faudrait porter le résidu urinaire
pour obtenir dans ces conditions son incinération
complète, une grande partie des chlorures disparaî-
trait par volatilisation, et d'autre part, à cette même
température, le charbon provenant de la décomposition des matières organiques, et exerçant son
action réductrice sur les sulfates et les phosphates
de l'urine, transformerait les premiers en sulfures et
dégagerait des derniers des vapeurs de phosphore.
D'où, des causes multiples d'erreur.

Parmi les différents modus operandi indiqués
pour parer aux inconvénients ci-dessus mentionnés,
je me contenterai de recommander la façon suivante
de procéder qui donne des résultats assez convenables dans la plupart des cas.

L'extrait sec de l'urine obtenu précédemment
sert à faire les cendres. Faute de cet extrait, on
dessécherait exactement au B. M. 10 c. c. d'urine
dans une capsule de platine dont l'emploi est, cette
fois, indispensable. Une fois en possession du résidu
urinaire on procède de la façon suivante :

Pour éviter le plus possible la perte des chlorures, ce qui est la grosse difficulté de l'opération, on effectue celle-ci en deux temps. A l'aide d'une lampe à alcool on chauffe très doucement le résidu urinaire jusqu'à ce que les matières organiques soient carbonisées et qu'il ne se dégage plus de fumées de la masse boursouflée. On retire alors la capsule du feu, on laisse refroidir, puis on humecte son contenu avec quelques gouttes d'eau distillée. A l'aide de l'extrémité aplatie d'une baguette de verre on broie le charbon dans la capsule même et on le divise le plus que l'on peut. On verse ensuite sur la poudre, ou plutôt la bouillie obtenue, quelques centimètres cubes d'eau chaude, on mélange avec la baguette-pilon et on laisse déposer. L'eau doit rester incolore. Si elle était plus ou moins colorée en brun, c'est que la décomposition de la matière organique n'aurait pas été poussée tout à l'heure assez loin, et il faudrait remédier à cette insuffisance de calcination en remettant la capsule sur un B. M. pour amener à siccité son contenu, puis rechauffer, toujours à la lampe à alcool, et avec précaution, la masse charbonneuse, et l'amener à un degré de décomposition plus avancé que précédemment.

Enfin le résidu charbonneux ne colore plus l'eau chaude que l'on met en contact avec lui. On l'additionne d'une plus grande quantité d'eau distillée bouillante, on délaie la masse et on la fait tomber sur un filtre, aussi petit que possible, et dont le poids de cendres est connu. Le liquide incolore qui filtre est recueilli dans un vase approprié. En arrosant à plusieurs reprises la masse charbonneuse avec de petites quantités d'eau bouillante, on la débarrasse des sels solubles qu'elle renferme, et parmi lesquels doit se trouver la totalité des chlorures. Lorsqu'on juge l'épuisement du charbon complet, la solution aqueuse recueillie est mise de côté, ou plutôt, transvasée de suite dans une capsule et mise à concentrer sur un feu doux qui n'amène pas l'ébullition du liquide.

Tandis que cette concentration s'effectue, on met d'autre part le filtre et son contenu charbonneux dans la capsule de platine qui a servi précédemment, on dessèche le tout à l'étuve ou au B. M., puis on calcine filtre et masse charbonneuse, en se servant cette fois d'un bec Bunsen ; car la chaleur de la lampe à alcool est devenue maintenant insuffisante, et on ne risque plus, d'autre part, de volatiliser les chlorures passés dans la solution. La flamme du Bunsen est, elle-même, très souvent incapable à elle seule d'amener l'incinération complète du résidu urinaire. On favorisera la combustion des dernières parcelles de charbon en retirant la capsule du feu, la laissant refroidir, puis humectant son contenu avec quelques gouttes d'une solution concentrée d'azotate d'ammoniaque, ou mieux d'azotate d'urée (cette dernière solution faite à chaud). La capsule sera chauffée, d'abord avec précaution pour faire disparaître le liquide ajouté, puis plus fortement, et progressivement, jusqu'à obtention de cendres blanches ou tout au moins grisâtres.

Les cendres en présence desquelles on se trouve ne représentent pas exactement celles de l'urine. L'intervention de l'azotate d'ammoniaque ou d'urée a en effet l'inconvénient de faire passer à l'état d'azotates les carbonates alcalins qui s'étaient produits au cours de l'incinération, d'où surcharge dans le poids des sels minéraux. Pour remédier à cet inconvénient, on peut, à l'exemple de Méhu, déposer sur les cendres un petit fragment d'acide stéarique (morceau de bougie) et chauffer à nouveau. L'acide stéarique en brûlant fait repasser les azotates à l'état de carbonates.

Maintenant on laisse refroidir la capsule contenant les cendres qu'on vient d'obtenir, puis on verse sur ces dernières la solution des sels solubles qu'on a concentrée d'autre part, et on évapore avec précaution presque à siccité. Pour atteindre ce dernier point il est prudent de terminer l'évaporation soit au B. M., soit à l'étuve à 100°, afin d'éviter des pertes de matière par suite de la décrépitation des sels, notamment du chlorure de sodium. La dessiccation de la masse doit être prolongée assez longtemps. Finalement la capsule est chauffée plus fortement sur une lampe à alcool, sans toutefois dépasser ni même atteindre le rouge naissant. Après refroidissement sous l'exsiccateur on pèse enfin la capsule. Déduction faite de la tare de cette dernière et des cendres du filtre qui est intervenu dans l'opération, on a le poids des cendres de 10 centimètres cubes de l'urine proposée.

Le poids des cendres retranché de celui de l'extrait sec donne par différence le poids des matières organiques de l'urine.

14. Réaction de l'urine. — Bien que le sérum sanguin dont elle provient soit alcalin, l'urine normale a toujours une réaction acide. L'usage des sels alcalins à acides végétaux (tartrates, citrates), ou des carbonates et des bicarbonates alcalins à des doses suffisamment élevées, peut rendre l'urine neutre ou même alcaline, mais cet effet cesse avec la cause qui l'a déterminé.

L'alcalinité de l'urine peut encore être déterminée par une alimentation exclusivement végétale.

Le papier de tournesol est ordinairement employé pour apprécier la réaction de l'urine. Le papier bleu plongé dans une urine acide devient rouge; le papier rouge bleuit au contraire dans une urine alcaline. Souvent on emploie à cet effet un papier de tournesol préparé de façon à présenter une teinte légèrement violacée, et qui sert en toute circonstance. Ce papier rougit, en effet, dans l'urine acide tandis qu'il bleuit dans l'urine alcaline. Quand l'urine est neutre, elle ne modifie la teinte d'aucun papier.

L'acidité de l'urine est attribuée à la présence de sels acides qu'elle renferme, et dont le principal est le phosphate acide de soude.

15. Abandonnée à elle-même, l'urine normale, ou acide, devient peu à peu alcaline par suite de la transformation de l'urée en carbonate d'ammoniaque ; elle subit la *fermentation ammoniacale*. Cette fermentation a lieu sous l'influence d'un ferment soluble, l'*Uréase*, sécrété par divers microorganismes. Parmi ceux-ci, celui qui paraît le plus actif est un végétal microscopique, le *micrococcus ureœ*, dont les germes répandus dans l'atmosphère trouvent dans l'urine un milieu propre à leur développement. Ce développement, et, par suite, la décomposition de l'urée sont plus rapides si la température est élevée, et si l'urine contient déjà du sang, de l'albumine ou du pus. On devra donc, lorsqu'on voudra se rendre compte de la réaction d'une urine, examiner cette urine quelques instants seulement après son émission. Certaines urines, en effet, particulièrement celles qui sont albumineuses et chargées de pus, acides au moment de la miction, ne tardent pas à devenir alcalines sous l'influence de la cause dont il vient d'être question.

En dehors des causes relatées au commencement de ce paragraphe, l'alcalinité de l'urine au sortir de la vessie est d'un mauvais augure. Si on observe, en effet, de l'urine normale qui a été abandonnée à elle-même, et en train de subir la fermentation ammoniacale, on constate que cette fermentation est accompagnée d'un dépôt qui se forme au fond du vase contenant l'urine. Ce dépôt est constitué par des carbonates et des phosphates de chaux et de magnésie, par du phosphate ammoniaco-magnésien, tous corps solubles dans un milieu acide, mais insolubles dans un milieu alcalin. Quand donc l'urine devient alcaline au sein même des voies urinaires, c'est dans celles-ci que s'effectue le dépôt précédent. De là l'origine de certains calculs, de ceux qu'on désigne du nom générique de *phosphatiques*.

L'alcalinité de l'urine, au sortir de la vessie, sera, le plus souvent, l'indice d'une altération de l'appareil urinaire. L'urine peut devenir alcaline dans le rein même, toutes les fois que cet organe est le siège d'une inflammation chronique ou d'abcès déterminés par la présence de calculs. Sortie du rein avec une réaction acide, elle peut, pour les mêmes causes, s'altérer dans la vessie. C'est ainsi que la paralysie de cet organe, la présence de calculs, l'inflammation chronique qui en est la conséquence, les néoplasmes, etc., provoquent l'altération et l'alcalinité de l'urine.

Cette alcalinité de l'urine ne provient pas toujours de la transformation de l'urée en carbonate d'ammoniaque, c'est-à-dire de la fermentation ammoniacale. Elle peut être due à un phosphate ou à un carbonate alcalin, comme cela a lieu à la suite de l'usage de boissons alcalines. On fera la différenciation de ces deux sortes de causes d'alcalinité de la façon suivante : quelques centimètres cubes de l'urine seront chauffés, sans atteindre l'ébullition, dans un tube à essais, à l'orifice, bien propre et bien essuyé duquel, on aura appliqué un morceau de papier de tournesol rouge et humide. Si l'alcalinité du liquide est due au carbonate d'ammoniaque, ce sel, en se volatilisant sous l'influence de la chaleur, arrivera en contact avec le papier de tournesol et le fera virer au bleu, tandis que le papier ne changera pas de couleur si l'alcalinité de l'urine provient de phosphates ou de carbonates alcalins (potasse ou soude).

16. Si l'alcalinité prononcée et permanente de l'urine est un mauvais indice, à cause des désordres qu'elle révèle dans l'appareil urinaire, et à cause aussi des formations calculeuses qui en sont forcément la conséquence, l'acidité exagérée de ce même liquide n'est pas sans présenter, elle aussi, des inconvénients. Elle favorise le dépôt de l'acide urique et des urates et concourt ainsi à la formation de calculs, de ceux qu'on désigne sous le nom d'*uriques*. Pour le bon fonctionnement de l'organisme, l'urine doit donc être acide et ne l'être que modérément. Ordinairement, on se contente d'apprécier approximativement son degré d'acidité à l'aide du papier de tournesol. Ce papier, plongé dans différentes urines, n'est pas rougi avec la même intensité par celles-ci, et, avec un peu d'habitude, on juge par comparaison que telle urine rougit plus fortemant ou, au contraire, beaucoup moins le tournesol que telle autre que l'on considère comme normale et est, par suite, plus ou moins acide que cette dernière. Si cependant on tient à connaître exactement le degré d'acidité d'une urine, on est obligé de procéder à un titrage acidimétrique.

17. Détermination du degré d'acidité de l'urine. — On apprécie le degré d'acidité d'une urine en déterminant le volume d'une solution de soude nécessaire à la neutralisation de cette acidité. Bien que cette dernière soit vraisemblablement due à plusieurs acides, on agit comme si on se trouvait en présence d'un seul acide libre, sans se préoccuper de la nature de celui-ci, et on exprime l'acidité en acide oxalique. On procède, à cet effet, de la façon suivante :

1° On prépare une solution d'acide oxalique au 100me.

Acide oxalique cristallisé, pur, non effleuri($C^2H^2O^4,2H^2O$).   1 gr.
Eau distillée . . . . ad. . . . . 100 c. c.

2° On fait ensuite une solution de soude caustique dans des proportions telles que, mélangée, à volume égal, avec celle d'acide oxalique, le mélange soit sans action sur le tournesol.

Avec les proportions suivantes :

Soude caustique pure (NaOH). . . . . gr.
Eau distillée . . . . 600 c. c.

On obtiendra une solution qui saturera à peu de chose près son volume de la solution oxalique précédente. Comme la solution alcaline sera plutôt trop concentrée que pas assez, il sera possible de l'amener de la façon suivante à l'égalité de volume voulue avec la solution oxalique.

A l'aide d'une pipette graduée, on mesurera dans un vase à saturation 10 c.c. de la solution oxalique; on l'additionnera de deux ou trois gouttes de teinture de tournesol qui colorera le liquide en rouge, puis avec une burette graduée en dixièmes de centimètres cubes, on versera peu à peu la solution de soude dans la précédente, en agitant le mélange. A l'instant précis où la couleur de celui-ci passera au bleu, on cessera de verser la liqueur alcaline, car la saturation sera atteinte.

Supposons le résultat obtenu, c'est-à-dire les 10 c. c. de solution oxalique neutralisés à l'aide de 9 c. c. 3, par exemple, de solution de soude. Nous en concluerons que 93 c. c. de cette dernière neutraliseront 100 c. c. de la solution acide, et qu'en ajoutant à la solution alcaline 7 c. c. d'eau distillée par chaque 93 c. c. de cette dernière solution, on obtiendra 100 c. c. de liqueur alcaline saturant 100 c. c. de liqueur oxalique, résultat cherché.

La solution de soude ayant été amenée au degré voulu par addition convenable d'eau, ainsi qu'il vient d'être indiqué, on pourra procéder à la détermination de l'acidité d'une urine. Cette fois, le mode opératoire sera un peu différent et le point exact de neutralisation des liqueurs bien moins facile à saisir.

Dans un vase à saturation, on mesurera 50 c. c. de l'urine proposée que l'on n'additionnera pas, cette fois, dé teinture de tournesol. La couleur de celle-ci serait, en effet, masquée par celle de l'urine et ne permettrait plus de saisir le terme de la saturation. On est obligé ici de procéder par tâtonnements. A l'aide de la burette graduée, on verse goutte à goutte la solution titrée de soude dans l'urine, on agite le mélange, et de temps en temps on prend avec une baguette de verre une goutte de celui-ci qu'on porte sur un fragment de papier bleu de tournesol. Quand celui-ci n'est plus rougi par le liquide déposé à sa surface, c'est que l'acidité de l'urine a été complètement neutralisée. Comme contrôle, un morceau de papier rouge de tournesol touché avec le liquide du vase à saturation ne doit pas non plus être influencé par ce liquide et virer au bleu ; ce qui indiquerait que le point de saturation a été dépassé. Ordinairement, il est nécessaire de recommencer l'opération une deuxième fois, voire même une troisième, pour obtenir plus de précision dans la détermination du point exact de saturation. On augmentera aussi cette précision qui est parfois un peu difficile à atteindre, en employant du papier de tournesol aussi sensible que possible (1).

Lorsqu'on croit avoir atteint le terme exact de la saturation de l'urine, on lit sur la burette la quantité de solution alcaline dépensée; soit, par exemple, 4 c. c. 5, et on termine l'opération par le calcul suivant :

4 c. c. 5 de la solution alcaline qui ont saturé l'acidité de 50 c. c. d'urine auraient saturé également 4 c.c. 5 de solution oxalique, soit 0 gr., 045 de

(1) Quand l'urine est peu colorée, et on la diluera au besoin, on pourra souvent se servir avec avantage, comme indicateur, de la phénolphtaléine en solution alcoolique. Trois ou quatre gouttes de cette solution ajoutées à l'urine dans le vase à saturation, feront virer la teinte du liquide au rose dès qu'il contiendra de la soude libre.

cet acide. L'acidité de 50 c. c. de l'urine proposée correspond donc à 0gr.,045 d'acide oxalique, et celle d'un litre d'urine à 0gr.,045 × 20 = 0gr.,90.

Le degré d'acidité des différentes mictions d'un cycle de 24 heures est assez variable chez le même individu. Le maximum de cette acidité paraît se rencontrer dans l'urine émise 3 ou 4 heures après les repas, alors que le minimum est présenté par les urines rendues dans la matinée.

On admet en général que l'acidité de l'urine normale des 24 heures correspond en moyenne à 2 grammes d'acide oxalique.

L'urine s'altérant assez vite, surtout en ce qui concerne sa réaction au tournesol, on devra, lorsqu'on aura à déterminer son degré d'acidité, procéder le plus promptement possible à cette détermination.

CHAPITRE II

Eléments normaux de l'urine

18. L'urine normale ou solution aqueuse des
déchets de l'organisme qui, devenus inutiles,
doivent être éliminés, renferme, nous l'avons déjà
vu, deux groupes de substances : les unes organiques, les autres minérales. Ces substances, dont
nous ne considérerons que les plus importantes,
se répartissent en moyenne de la façon suivante
dans un litre d'urine :

		gr.	
Eléments organiques	Urée	20.00	
	Acide Urique	0.40	
	Acide Hippurique	0.30	28 gr.
	Créatinine	0.60	
	Matières colorantes, extractives, etc.	6.70	
Eléments minéraux	Chlorure de sodium	8.00	
	Phosphates alcalins	1.40	
	Phosphate de magnésie	0.30	13 gr.
	Phosphate de chaux	0.30	
	Sulfates alcalins	3.00	
	Eau	979 gr.	
	Total	1020 gr.	

Comme on le voit, la proportion moyenne des

éléments solides de l'urine est de 41 gr. par litre ; cette proportion sera donc de 60 gr. environ pour l'urine rejetée dans l'espace de 24 heures, se répartissant approximativement en 40 gr. de matières organiques et 20 gr. de matières minérales. Mais la quantité de chaque élément peut varier dans des proportions notables, et parfois même considérables, au point de constituer une urine pathologique par le fait même de cette variation, et sans que la présence d'aucun corps étranger dans l'urine soit nécessaire à ce sujet. L'urine des gens atteints de polyurie simple nous en fournit un exemple. Chez ceux-ci en effet, l'eau seule s'ajoute aux éléments normaux de l'urine, et c'est simplement le défaut de proportion entre la quantité d'eau et celle des matières fixes qui constitue l'état pathologique de cette urine.

I. — Eléments Organiques

Urée

$$CH^4Az^2O$$

19. L'urée qui forme à elle seule environ la moitié du poids des substances solides en dissolution dans l'urine est le terme ultime de la métamorphose régressive des matières albuminoïdes qui entrent dans la constitution de nos tissus. Contenue en petite quantité dans le sang, le rein et la vessie lui servent d'émonctoires.

C'est un corps blanc, cristallisable, soluble dans l'eau et l'alcool, insoluble dans l'éther. L'urée fond à 132°. Au-dessus de cette température elle ne tarde pas à se décomposer en donnant naissance à divers amides plus complexes, à de l'ammoniaque ; finalement elle disparaît sans laisser de résidu.

Sa solution est sans action sur le papier de tournesol.

Chauffée en présence des acides minéraux, des alcalis concentrés (potasse ou soude), l'urée fixe les éléments de l'eau et se transforme en carbonate d'ammoniaque.

$$CH^4Az^2O + 2H^2O = (AzH^4)^2CO^3$$

urée   eau   carbonate d'ammoniaque

Cette transformation a encore lieu, nous l'avons vu précédemment (§ 15), sous l'influence de certains ferments, notamment du *micrococcus ureae* dont la présence détermine la fermentation ammoniacale de l'urine, et communique à cette dernière l'odeur fétide et piquante de l'urine putréfiée que tout le monde connaît.

20. L'urée forme avec les acides des combinaisons. C'est ainsi que lorsqu'on verse dans une urine très chargée en urée de l'acide azotique exempt, ou à peu près, de vapeurs nitreuses, on voit souvent se déposer dans cette urine des cris-taux ayant la forme de tables rhomboïdales ou hexagonales, et qui ne

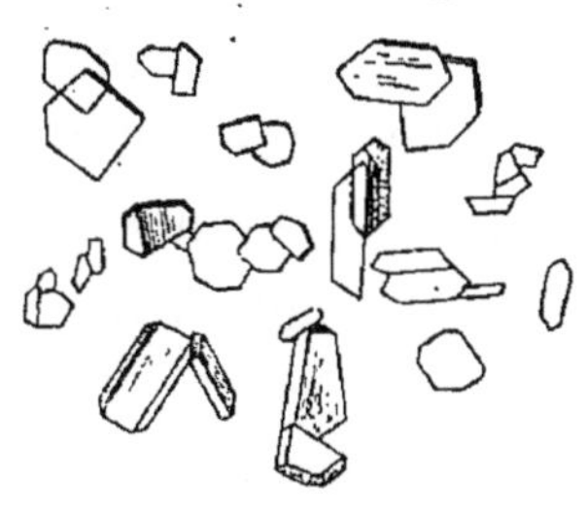

Fig. 4.

sont autres que de l'azotate d'urée (Fig. 4).

21. Lorsqu'on met l'urée en contact avec une solution d'hypochlorite ou d'hypobromite de soude, elle se transforme en acide carbonique, azote et eau.

$$CH^4Az^2O + 3NaBrO = 3NaBr + CO^2 + Az^2 + 2H^2O$$

Urée — Hypobromite de soude — Bromure de sodium — Acide carbonique — Azote — Eau

Si on opère en présence d'un excès d'alcali, l'acide carbonique est absorbé par cet alcali, et il ne se dégage que de l'azote. En recueillant cet azote, et en en mesurant le volume, on peut déterminer par le calcul la quantité d'urée qui a été décomposée. C'est sur cette réaction que sont fondés les différents procédés de dosage de l'urée les plus employés maintenant.

22. Variations de l'urée. — Un homme adulte en bonne santé élimine en moyenne de 26 à 28 grammes d'urée dans les 24 heures.

Cette proportion est un peu plus faible chez la femme. Pour l'enfant, les avis sont partagés. Certains observateurs veulent que chez celui-ci l'excrétion de l'urée soit augmentée, tandis que pour d'autres expérimentateurs, ce serait l'inverse qu'il faudrait admettre.

La moyenne ci-dessus subit des variations sensibles qui sont sous la dépendance d'une foule de causes, notamment de la constitution de l'individu, de son genre d'alimentation, de son degré d'activité corporelle et cérébrale. On constate en effet une plus grande élimination d'urée chez un homme fort et vigoureux que chez un individu doué d'une constitution délicate. Une alimentation purement animale donne lieu, en général, à une plus grande production d'urée qu'une alimentation mixte, et sous l'influence de cette dernière, l'excrétion de l'urée est également supérieure à la quantité de ce corps qu'on voit se produire avec un régime purement végétal. Von Franque a constaté qu'avec une alimentation ne renfermant pas du tout d'azote, le chiffre de l'urée éliminée diminuait encore ; l'urée étant obligée dans ce cas d'emprunter à l'organisme les éléments nécessaires à sa formation. Il en est de même pendant le jeûne, période au cours de laquelle on voit l'excrétion de l'urée atteindre son minimum.

D'une façon générale, toutes les causes tendant à augmenter l'activité vitale, provoquent par suite la formation d'une plus grande quantité d'urée. C'est ainsi que l'exercice musculaire, à condition toutefois qu'il n'aille pas jusqu'à la fatigue, augmente la production de l'urée. Un terrassier, par exemple, éliminera plus d'urée qu'un homme de bureau. Mais encore plus que l'activité musculaire, l'activité cérébrale provoque la formation de l'urée, qu'au dire de Byasson, on voit augmenter notablement chez les gens qui se livrent à des travaux intellectuels.

C'est encore d'après le même principe que la production de l'urée est plus grande pendant l'état de veille que pendant le sommeil.

Les médicaments, eux aussi, ont une action sur l'excrétion de l'urée. C'est ainsi que les chlorures alcalins, les ferrugineux, les hypophosphites, le salicylate de soude, les préparations de colchique, de scille, les strychniques, passent pour augmenter la production de l'urée; production qui serait diminuée, au contraire, par les iodures, bromures et carbonates alcalins, la valériane, l'antipyrine, la digitale, l'opium, le sulfate de quinine, l'alcool, les mercuriaux, l'arsenic et le phosphore.

A l'état pathologique on voit l'urée augmenter dans les affections fébriles (variole, pneumonie, pleurésie, rhumatisme articulaire aigu, fièvre palustre, etc.). On constate également, d'ordinaire, une notable augmentation de ce corps dans le diabète sucré, augmentation toutefois qui peut être mise, en partie au moins, sur le compte du régime spécial, et presque exclusivement animal, auquel est habituellement soumis le malade.

Parfois l'élimination de l'urée est excessive et donne lieu à une affection spéciale appelée *azoturie*, ou *diabète azoturique*. A. Bouchardat cite le cas d'un malade atteint de cette affection, et qui éliminait, dans les 24 heures par ses urines, 133 gr. d'urée.

Dans les maladies chroniques où l'activité des métamorphoses organiques est plus ou moins ralentie, on observe ordinairement une diminution de l'urée. C'est ainsi qu'on voit la production de ce corps diminuer dans l'anémie, la phtisie, l'emphysème pulmonaire, les affections cardiaques, la cirrhose. Cette diminution de l'urée se rencontre également dans l'ictère grave où elle peut aller jusqu'à la disparition presque complète. On la constate encore dans certaines intoxications : celles par le phosphore, le plomb, le mercure.

Dans la maladie de Bright, on observe aussi une diminution plus ou moins considérable dans l'élimination de l'urée, élimination qui peut devenir parfois extrêmement faible et ne pas dépasser

quelques grammes par jour. Mais cette diminution
dans l'élimination de l'urée n'est pas toujours la
conséquence d'une diminution dans la production
de ce corps qui peut rester aux environs de la
normale. Lorsque le rein, en effet, ne fonctionne
plus que très imparfaitement, comme cela a lieu
dans les néphrites, l'élimination de l'urée par cet
organe est supprimée, et celle-ci s'accumule dans
le sang qui s'en débarrasse comme il peut : par
le tube digestif, par la peau. Dans ce dernier cas
on a été à même, parfois, d'observer de véri-
tables sueurs d'urée qui se déposait à la surface
de la peau sous forme d'une poussière blanchâtre.

Disons, à cette occasion, que l'accumulation
de l'urée dans le sang que l'on considérait autre-
fois comme la cause des accidents urémiques,
n'est pour rien dans la production de ces accidents. Si, en effet, on a pu observer parfois des
accidents urémiques coïncidant avec un abaisse-
ment notable de l'urée dans l'urine, et avec la
présence d'une énorme quantité de cette même
urée dans le sang, par contre, on possède toute
une série d'observations négatives, dans lesquelles
l'examen du sang pratiqué chez des urémiques
n'a permis de trouver aucun excès d'urée. On a
vu également des malades atteints d'accidents
urémiques rendre dans leurs urines une quantité
d'urée normale, et même supérieure à la normale.

Enfin, les injections d'urée dans le sang des animaux ne provoquent pas les symptômes urémiques. D'après les travaux de différents auteurs, notamment ceux du professeur Bouchard, l'urémie doit être attribuée aux différents poisons fabriqués physiologiquement par l'organisme. Ceux-ci n'étant plus éliminés que très insuffisamment par les reins, vont s'accumulant dans le sang et produisent cet empoisonnement qui, au lieu *d'urémique*, devrait porter le nom *d'urinémique* ; car il est, en somme, le résultat de l'insuffisance de la dépuration urinaire.

23. Dosage. — L'observation de la façon dont l'urée se comporte avec différents réactifs a conduit à imaginer de nombreux procédés de dosage de ce corps. De tous ces procédés nous n'en mentionnerons qu'un, fondé sur une réaction précédemment indiquée et consistant dans la décomposition de l'urée par l'hypobromite de soude (§ 21). Nombre d'appareils ont été construits pour faire servir cette réaction au dosage de l'urée. Je me contenterai ici d'en décrire deux : l'un plus simple, fonctionnant sur l'eau, et susceptible au surplus de fournir des renseignements d'une exactitude bien suffisante pour les besoins ordinaires de la clinique ; l'autre, donnant sans doute des résultats plus exacts,

mais d'un maniement un peu plus délicat que
le précédent, et réclamant dans son fonctionnement l'intervention d'une cuve à mercure. Le
premier de ces appareils porte le nom d'uréomètre de Regnard, le second celui d'uréomètre
d'Yvon.

24. Uréomètre de Regnard. — Il consiste
en un tube en U (Fig. 5), présentant à sa partie
moyennne une courbure A B de chaque côté de
laquelle se trouve une boule soufflée. L'une des
branches de l'U est fermée par un bouchon de
caoutchouc K traversé par une petite tige de
verre plein, l'autre branche communique par
l'entremise d'un tube de caoutchouc avec une
cloche graduée C, qu'au moment de l'expérience
on plonge dans une éprouvette remplie d'eau.
Une petite pipette graduée D complète l'outil
lage.

Pour effectuer le dosage de l'urée avec cet
instrument, on procède de la façon suivante :

L'appareil étant en place ainsi que l'indique
la figure, l'éprouvette remplie d'eau, à la température du laboratoire, et de façon à ce que celle-ci
affleure au zéro de la cloche graduée, on enlève
le bouchon K et on verse dans la boule A un
excès (8 à 10 centim. cubes) d'une solution d'hypobromite de soude dont la formule sera donnée

plus loin. On remet le bouchon K, puis enlevant
de la branche opposée le tube de caoutchouc qui
y est fixé à l'aide également d'un bouchon L, on
introduit dans la boule B, à l'aide de la pipette
graduée, 2 c. c. de l'urine à essayer. On remet
le bouchon L en place, puis on veille à ce que
l'eau à l'intérieur et à l'extérieur de la cloche
graduée C affleure exactement au niveau du zéro.

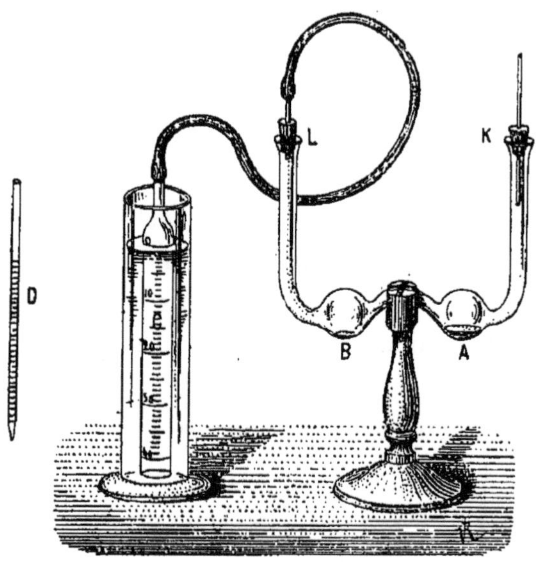

Fig. 5.

On arrive à ce résultat en enfonçant ou en retirant plus ou moins la petite tige de verre qui traverse à frottement le bouchon K, ce qui aug-

mente ou diminue la pression à l'intérieur de l'appareil (1).

L'affleurement en question obtenu, on incline, en commençant d'abord de B en A, le tube en U, mobile sur son support, de façon à effectuer le mélange des deux liquides jusque-là séparés grâce à la courbure médiane située entre les boules A et B. Il se produit une vive effervescence et l'eau baisse dans la cloche C. L'urée contenue dans l'urine est, ainsi que nous l'avons vu, décomposée en eau, acide carbonique et azote. Ce dernier se dégage seul, l'acide carbonique étant retenu par un excès de soude que renferme la solution d'hypobromite. On active la réaction en agitant le tube en U, et on reconnaît qu'elle est terminée et complète, à ce qu'il ne se dégage plus de bulles gazeuses et que l'urine a gardé la teinte jaune de l'hypobromite. Si le mélange était blanc après la réaction, c'est qu'on aurait mis trop peu de réactif, et l'opération serait à recommencer en augmentant la proportion de ce dernier.

Pour mesurer le volume d'azote dégagé, on soulève la cloche C juste assez pour faire coïncider à l'intérieur et à l'extérieur de celle-ci les

(1) Pendant cette opération on s'efforcera de toucher le moins possible avec les doigts la branche de verre, afin de ne pas l'échauffer, et de ne pas amener par suite la dilatation de l'air renfermé à l'intérieur.

niveaux de l'eau. Le nombre qu'on lit, à l'endroit où l'eau affleure la cloche graduée, représente le volume d'azote produit (1).

Un volume donné d'azote correspondant à un poids connu d'urée, il ne reste plus qu'à déterminer par le calcul à combien d'urée correspond le volume d'azote observé. Or, l'expérience a appris qu'à 0°, et à la pression de 760 mill., 1 c. c. d'azote représente 2 milligr., 681 d'urée; à 15° (température moyenne), 1 c. c. d'azote représentera 2 milligr., 562 d'urée. Il suffira de multiplier ce nombre par celui des divisions marquées sur la cloche pour avoir la quantité d'urée contenue dans les 2 c. c. d'urine employés. Le résultat, multiplié à nouveau par 500, donnera la quantité d'urée par litre.

Mais l'opérateur pourra éviter le calcul précédent en recourant à une table qui accompagne ordinairement l'appareil. Cette table, qui est en même temps une table de corrections, a été établie pour les températures de 5° à 25° et permet, par une simple lecture, de savoir de suite à combien de grammes d'urée par litre correspond le

(1) Il sera préférable d'attendre huit ou ou dix minutes avant de procéder à la lecture du volume de l'azote, afin de permettre à ce gaz, échauffé par la réaction qui lui a donné naissance, de prendre son volume normal, correspondant à la température du laboratoire.

volume d'azote observé. Il suffit de connaître la température à laquelle on opère.

Voici maintenant la composition de la solution d'hypobromite de soude à employer :

Lessive de soude (de densité 1.33).   60 cent. cub.
Eau distillée . . . . 140 »   »
Brôme . . . . 7 »   »

Pour préparer cette solution, au mélange de lessive de soude et d'eau on ajoutera, en deux ou trois fois, le brôme que l'on aura mesuré dans une petite éprouvette graduée sous 2 ou 3 centimètres cubes d'eau.

Si, au lieu de lessive de soude, on disposait de soude caustique, la formule précédente devrait être modifiée de la façon suivante :

Soude caustique fondue . .   22 gr.
Eau distillée. . . . . .   178 c. c.
Brôme. . . . .   7 c. c.

Après avoir fait dissoudre la soude caustique dans l'eau, on attendrait que la solution fût refroidie avant d'y ajouter le brôme.

La solution d'hypobromite de soude s'altérant assez vite, on ne devra la préparer que peu de temps avant de s'en servir, et on la conservera dans des flacons colorés, à l'abri de la lumière et de la chaleur, De plus, on n'oubliera pas dans cette préparation que le brôme est d'un manie-

ment dangereux. et on ne procèdera aux opérations à effectuer qu'avec prudence.

25. Uréomètre d'Yvon. — Cet appareil
(fig. 6) est constitué par
un tube de verre de 40
centimètres environ de
longueur, portant vers son
quart supérieur un robi-
net en verre également,
et qui sépare le tube en
deux compartiments : l'un
supérieur ou mesureur,
l'autre inférieur ou ana-
lyseur. Ces deux com-
partiments sont gradués
à partir du robinet en
cent. cub. et dixièmes de
c.c. On manœuvre l'ins-
trument sur une cuve à
mercure de forme spé-
ciale, élargie à sa partie
supérieure et permettant

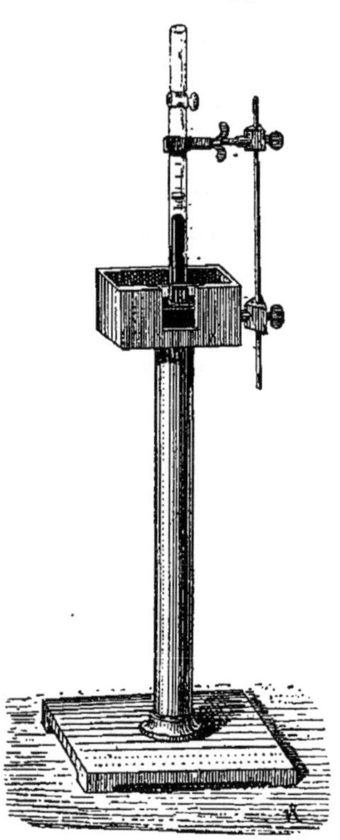

Fig. 6.

d'enfoncer dans le mercure la plus longue partie
du tube, jusqu'au robinet. Si l'on plonge verticalement l'appareil dans la cuve, le robinet étant
ouvert, le tube se remplit de mercure, et si,
quand le mercure est arrivé juste au niveau du

robinet, on ferme celui-ci et qu'on soulève ensuite l'uréomètre, le compartiment inférieur reste garni de mercure, la totalité de l'air ayant été expulsée.

Avec l'appareil d'Yvon on peut opérer de suite sur l'urine comme avec l'appareil de Regnard, et d'après le volume d'azote obtenu, calculer le poids d'urée correspondant. Mais on évite les corrections relatives à la température et à l'intervention de la vapeur d'eau, et on obtient des résultats bien plus satisfaisants en procédant de la façon suivante :

On commence par préparer une solution d'urée pure au 200me, et on verse dans le mesureur 4 centim. cub. de cette solution, renfermant ainsi deux centigrammes d'urée. L'analyseur a été au préalable rempli de mercure en procédant comme il a été indiqué ci-dessus. En ouvrant doucement le robinet et en soulevant un peu le tube, on fait pénétrer presque tout le liquide dans l'analyseur, en évitant toutefois avec soin l'entraînement de l'air. On lave ensuite le mesureur avec un peu de lessive de soude qui, par une manœuvre analogue à la précédente, passe dans l'analyseur, entraînant avec elle le reste de la solution d'urée. On verse enfin 7 à 8 c.c., c'est-à-dire un excès d'hypobromite de soude dans le mesureur, et par l'ouverture convenable du robinet on fait passer rapidement la presque totalité de ce réactif dans l'analyseur et on referme le robinet, laissant au-dessus de celui-ci une minime quantité du réactif pour ne pas s'exposer à faire pénétrer de l'air dans la chambre inférieure de l'uréomètre (1). La réaction commence immédiatement et de l'azote se dégage, mais ne peut s'échapper, la pression étant plus faible à l'intérieur de l'appareil qu'à l'extérieur.

Pour bien mélanger les liquides et terminer la réaction, on ferme exactement avec le doigt et sous le mercure, l'orifice inférieur de l'uréomètre et on enlève celui-ci de la cuve, on l'agite, puis on le replace dans sa position première. Si l'hypobromite a été employé en excès, ce qui est indispensable, le liquide aqueux reste coloré en jaune. Sinon, il faudrait recommencer l'opération en employant une plus grande quantité du réactif.

L'opération terminée, on bouche à nouveau avec le doigt l'orifice inférieur de l'uréomètre

(1) La solution d'hypobromite de soude dont Yvon recommande l'emploi pour son uréomètre, s'obtient avec les proportions suivantes :

        Lessive de soude (de densité 1,33) .   50 gr.
        Eau distillée. . . . .   100 gr.
        Brôme. . . . .   5 c c.
    Ou bien :
        Soude caustique fondue. . . . . .   17 gr.
        Eau distillée. . . . . 133 c.c.
        Brôme. . . . .   5 c.c.

qu'on transporte cette fois dans une éprouvette pleine d'eau, *à la température du laboratoire*. On enlève le doigt ; le mercure et le liquide alcalin contenus à la partie inférieure du tube analyseur, tombent au fond de l'éprouvette par suite de leurs fortes densités, et sont remplacés dans le tube par de l'eau. On laisse l'appareil immergé dans l'eau jusqu'au robinet pendant 4 ou 5 minutes, afin de permettre au gaz que renferme l'analyseur de se mettre en équilibre de température avec le liquide ambiant. Puis on égalise les niveaux de l'eau au dedans et au dehors de l'uréomètre en soulevant ou en enfonçant convenablement l'appareil, et on lit le volume de l'azote dégagé. Ce volume (par exemple 8 cent. cub.) correspond dans les conditions de l'expérience à 2 centigr· d'urée ; on le note.

On recommence alors de tous points la même opération en employant, maintenant, 1 cent. cub. de l'urine à examiner. Supposons qu'on obtienne cette fois 9 c. c. d'azote. La quantité x d'urée correspondant à ce volume d'azote sera évidemment donnée par l'équation

$$\frac{8 \text{ c.c.}}{9 \text{ c.c.}} = \frac{0 \text{ gr. } 02}{x}$$

d'où :

$$x = 0 \text{ gr. } 0225 \text{ d'urée}$$

ce qui, ramené au litre, donne 22 gr. 50.

Cette façon de procéder évite, comme on le voit, d'effectuer les corrections relatives à la température et à la pression ; car le volume de l'azote dégagé dans les deux expériences faites presque en même temps, est soumis aux mêmes influences physiques. Ce procédé a, de plus, un avantage, celui de faire disparaître la cause d'erreur provenant de ce que l'hypobromite de soude ne dégage pas tout l'azote de l'urée (les 92 centièmes seulement).

26. Un fait intéressant, signalé par Méhu, c'est qu'en présence du glucose, ou encore du sucre de canne, l'hypobromite de soude dégage tout l'azote de l'urée. Si donc on avait à doser l'urée dans une urine sucrée, on devrait, pour ne pas cesser d'effectuer ses deux dosages dans des conditions identiques, additionner la solution titrée d'urée d'un peu de sucre (0,15 à 0,20 centigr. de sucre pour les 4 c. c. de solution d'urée employés), afin qu'elle, aussi, dégage tout son azote sous l'influence de l'hypobromite.

La quantité d'urine employée dans le procédé d'Yvon étant très faible (1 c. c.), et par suite difficile à mesurer exactement, on n'opère pas ordinairement sur l'urine pure. On en mesure 10 c. c. qu'on étend d'eau, de façon à obtenir un volume total de 50 c. c. On fait alors réagir l'hypobromite sur 2 à 5 c. c. de ce mélange, suivant sa richesse en urée (1).

Urine albumineuse. — La présence de l'albumine dans l'urine n'empêche pas le dosage de l'urée ; mais elle est la cause d'une mousse abondante et persistante qui, souvent, gêne considérablement la lecture du volume gazeux obtenu. On se débarrassera de la mousse en faisant passer dans le compartiment inférieur de l'uréomètre quelques gouttes d'alcool, mais seulement *lorsque l'hypobromite de soude aura terminé son action décomposante.* On pourra encore éliminer, au préalable, l'albumine à l'aide de la chaleur, en ayant soin de ramener ensuite à son volume primitif la quantité d'urine qui a été soumise à l'ébullition.

Acide Urique
$$C^5H^4Az^4O^3$$

27. L'acide urique est, avec l'urée, une des formes principales que revêtent les matières azotées de l'organisme en voie de désassimilation. Ces deux corps ne paraissent pas, par exemple, avoir la même origine. On admettait généralement, il

(1) On trouve dans le commerce des uréomètres, modèle Yvon (par exemple, celui de Méhu), qui, d'une capacité plus grande, permettent d'opérer sur 2, 3 et 4 centimètres cubes d'urine, ce qui est préférable.

n'y a pas encore bien des années, que l'acide urique était un produit d'oxydation incomplète des albuminoïdes; que c'était un corps intermédiaire entre ces substances complexes et l'urée, terme ultime des oxydations. Les travaux modernes sur cette question tendent à prouver que l'acide urique a une origine spéciale, et est non pas un dérivé des albuminoïdes, mais un produit de transformation de certains éléments de l'organisme difficiles à dédoubler et à oxyder, tels que les *nucléines*, la nucléine des globules sanguins principalement.

L'acide urique n'existe qu'en petite quantité dans l'urine où on le rencontre à l'état d'urates.

28. Caractères. — A l'état de pureté, c'est un corps blanc, cristallisé; mais tel que l'urine l'abandonne dans ses sédiments, il est toujours coloré en jaune ou en rouge plus ou moins foncés par des pigments qu'il a entraînés dans sa précipitation. Il est extrêmement peu soluble dans l'eau froide, et beaucoup plus dans l'eau bouillante. Il faut, en effet, 14 à 15000 fois son poids d'eau à la température ordinaire pour le dissoudre, tandis que 18 à 1900 parties d'eau bouillante suffisent à cet effet. L'urine normale paraît en dissoudre davantage. Il est insoluble dans l'alcool, l'éther et l'acide chlorhydrique. Les alcalis caustiques (potasse, soude) le dissolvent aisément.

Vues au microscope, les formes cristallines qu'il revêt sont innombrables. Les plus communes, celles qu'on rencontre dans l'urine normale, sont représentées dans la figure 7. Mais dans les dépôts formés par certaines urines pathologiques, on observe des formes bizarres rappelant des lames de poignards, des pierres à aiguiser, des gerbes, des rosaces, des

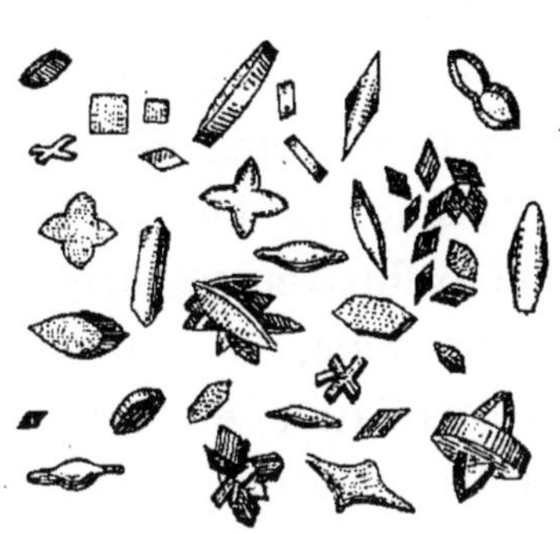

Fig. 7.

clous, des épines, etc. de sorte que, surtout pour celui qui ne sera pas familiarisé avec ce genre d'observation, il sera parfois difficile de reconnaître l'acide urique au simple examen microscopique. En parlant des sédiments urinaires, j'indiquerai un essai chimique très simple qui permet de caractériser sûrement ce corps (§ 116).

29. Variations de l'Acide Urique. — La quantité d'acide urique contenue dans l'urine éliminée en 24 heures par un adulte en bonne santé varie de 0 gr. 40 à 0 gr. 75 ; en moyenne de 0 gr. 55 à 0 gr. 60. On peut au surplus considérer le poids de l'acide urique éliminé,

comme sensiblement égal au centième du poids
des matières fixes de l'urine. Mais différentes
causes, notamment la nature de l'alimentation,
font subir des variations sensibles à la moyenne
ci-dessus. Ainsi que nous l'avons vu précédemment
à propos de l'urée, l'acide urique augmente chez
les gens qui ont une nourriture fortement azotée,
et diminue au contraire beaucoup lorsque cette
nourriture devient presque exclusivement végétale,
si bien que dans l'urine normale, la proportion
de l'acide urique semble corrélative de celle de
l'urée. On admet en général que le rapport normal
de ces deux substances oscille entre 1/40me et
1/45me.

Chez les individus bien portants, on constate
ordinairement l'élimination d'un excès d'acide
urique à la suite d'une grande fatigue, d'un
exercice musculaire exagéré, d'un changement de
régime ; mais cet excès n'est que passager, et
disparaît avec la cause qui l'a provoqué.

On voit encore la production de l'acide urique
augmenter sous l'influence d'une vie sédentaire,
sous celles des travaux intellectuels, en présence
d'un amoindrissement des fonctions cutanées.
L'abus du café, du thé, des boissons alcooliques,
passe aussi pour provoquer dans l'organisme une
hyperproduction d'acide urique.

De même que l'urée, l'acide urique augmente

dans les maladies fébriles (fièvre typhoïde, fièvres
éruptives). Il en est de même dans toutes les
affections où l'hématose se fait mal par suite de
troubles respiratoires ou circulatoires (bronchite
capillaire, pneumonie, pleurésie, emphysème pulmonaire, affections cardiaques). On constate également une augmentation, parfois considérable, de
l'excrétion urique dans la dyspepsie, la cirrhose
atrophique, la leucémie. L'élimination de l'acide
urique augmente encore chez les rhumatisants
sous le coup d'un accès aigu, et cette augmentation
paraît avoir son maximum au moment où l'état
fébrile va cesser. Dans la goutte aiguë, au moment
de l'attaque, les urines sont chargées d'un excès
d'acide urique. Dans la goutte chronique, au contraire, on constatera plutôt une diminution de ce
même acide qui reste dans l'organisme, et s'en
va s'accumuler dans le tissu cellulaire sous-cutané
pour former ces concrétions auxquelles on a donné
le nom de *tophus*. Enfin, on trouve peu d'acide
urique dans l'urine des anémiques, des chloro-
tiques. Les urines de certains calculeux n'en renferment même pas du tout.

30. Urates. — L'acide urique, en se combinant aux bases, donne deux séries de sels : des
urates neutres et des urates acides. Ces derniers
sont généralement moins solubles que les urates

neutres ; ils sont toutefois beaucoup plus solubles eux-mêmes que l'acide urique libre, et leur solubilité est plus grande à chaud qu'à froid. C'est pour cette raison qu'on voit souvent, en hiver, une urine, limpide au sortir de la vessie, se troubler et déposer des urates à mesure que sa température s'abaisse. C'est également en vertu de leur faible solubilité que les urates se précipitent lorsque le volume de l'urine qui les tenait en dissolution vient à diminuer pour une cause quelconque, ou bien lorsque leur proportion augmente par suite d'une hyperproduction de l'organisme, le volume de l'urine restant le même. L'exagération de l'acidité urinaire est encore une cause de la précipitation des urates. Les phosphates acides qui constituent cette acidité enlèvent aux urates neutres une partie de leur base, et parfois même toute leur base, les transformant ainsi en urates acides, moins solubles, ou en acide urique, encore bien moins soluble que les urates acides. Dans ces conditions, urates acides et acide urique se déposent en formant des sédiments ou bien des calculs.

L'acide urique se rencontre dans l'économie principalement à l'état d'urates de potasse et de soude. La plus grande solubilité, comme nous l'avons vu, des urates neutres, est la raison pour laquelle, dans le traitement de la gravelle urique, on emploie les eaux alcalines de Vichy, Vals, etc., dont le rôle est de fournir à l'acide urique l'excès d'alcali dont il a besoin pour constituer un sel neutre. La lithine donnant un urate relativement très soluble, est aussi employée dans le même but.

31. Dosage de l'acide urique. — On ne possède pas de bon procédé de dosage de l'acide urique. Le moins défectueux est basé sur la précipitation de cet acide quand on acidifie fortement l'urine avec de l'acide chlorhydrique. Cette opération simple en théorie, ne laisse pas que d'être assez longue et assez délicate dans la pratique si on veut arriver à des résultats convenables. Voici comment on l'effectue :

De 200 à 400 cent. cub. d'urine filtrée sont mis dans un vase à précipiter et additionnés de 3 0/0 d'acide chlorhydrique pur; on mélange bien et on laisse reposer pendant au moins vingt-quatre heures (1) dans un endroit frais. Au bout de ce temps l'acide urique s'est déposé à l'état cristallin. On le recueille sur un double filtre dont les deux feuillets ont même poids. Lorsque tout le liquide a été versé sur le filtre, ainsi que la majeure partie de l'acide urique, ce qui reste de cet acide

(1) En été il sera bon de plonger le vase à précipiter dans un mélange réfrigérant (glace pilée et sel marin — sulfate de soude et acide chlorhydrique) et si on le peut, on laissera le dépôt s'effectuer pendant 36 et même 48 heures.

dans le vase à précipiter est détaché à l'aide d'une barbe de plume, ou encore d'un bout de tube en caoutchouc fixé à l'extrémité d'un agitateur, et en rinçant le vase avec une petite quantité d'eau (30 à 40 c. c.) on entraîne ce reste d'acide sur le filtre. On lave ensuite à deux ou trois reprises, avec un peu d'alcool, dans le but de débarrasser l'acide urique des corps étrangers qui l'imprègnent, et surtout d'éliminer l'acide chlorhydrique dont le filtre est imbibé. L'opération terminée, il ne reste plus qu'à sécher le filtre dans l'étuve à 90°-100°, et à le peser après séparation des deux feuillets qui le constituent, et qui sont mis chacun sur un des plateaux de la balance d'analyse.

L'acide urique ainsi obtenu n'est pas pur. En se précipitant il a entraîné de la matière colorante dont il n'a pas été dépouillé entièrement par le lavage à l'alcool. D'autre part, il n'est pas complètement insoluble dans l'urine chargée d'acide chlorhydrique, ni dans l'eau pure ; de là deux causes d'erreur en sens inverse. On se contente parfois d'admettre que les deux erreurs ci-dessus se compensent ; mais d'ordinaire on procède à une correction approximative, relativement à la solubilité de l'acide urique, en ajoutant au poids d'acide urique trouvé 0^{gr}·0045 par chaque 100 c. c. d'urine et d'eau de lavage mises en œuvre (Zabelin).

Parfois il arrive que l'acide urique de l'urine à examiner s'est déjà déposé en partie, soit libre, soit combiné, au fond du vase remis à l'opérateur. Ce dernier devra tout d'abord faire rentrer en solution cet acide déposé qui, autrement, serait perdu pour le dosage si on se contentait d'opérer sur l'urine filtrée, comme il a été indiqué précédemment.

Pour faire rentrer en solution l'acide urique ou les urates déposés, on plongera le récipient qui contient l'urine dans de l'eau à 50° environ et on l'y maintiendra en l'agitant de temps en en temps jusqu'à redissolution du dépôt. On facilitera cette redissolution en ajoutant à l'urine quelques gouttes de lessive de soude. On filtrera ensuite, et on procèdera à la prise d'essai sur le liquide limpide obtenu pour effectuer le dosage de l'acide urique ainsi qu'il a été indiqué.

Si la quantité d'acide urique déposé était par trop considérable, et si on éprouvait par suite des difficultés à faire rentrer celui-ci en solution, le mieux dans ce cas serait de recueillir cet acide urique et d'en effectuer le dosage à part. A cet effet, après avoir mesuré et noté la totalité de l'urine, on la ferait passer sur un filtre sans plis qui retiendrait l'acide urique mélangé à quelques autres matières étrangères en suspension dans l'urine. Après un léger lavage à l'eau froide on ferait passer le contenu du filtre dans une capsule de porcelaine où on dissoudrait l'acide urique avec quantité suffisante de lessive de soude ou de potasse. On étendrait d'eau, on filtrerait, et la solution limpide obtenue serait sursaturée d'acide chlorhydrique de façon à obtenir une liqueur fortement acide. L'opération serait ensuite terminée comme ci-dessus.

Le résultat obtenu dans ce dernier mode de dosage représenterait l'acide urique déposé total. Il resterait à établir par le calcul la quantité de cet acide correspondant à la partie aliquote d'urine sur laquelle on ferait d'autre part le dosage de l'acide urique resté en solution. Si cette prise d'essai d'urine était, par exemple, le quart de l'urine totale, on devrait donc ajouter au chiffre obtenu pour l'acide urique resté en solution, le quart du chiffre trouvé pour l'acide urique déposé.

Urine albumineuse. — Enfin il peut arriver que l'urine dans laquelle on aura à doser l'acide urique soit albumineuse. L'acide chlorhydrique précipitant ce corps, il faudra alors lui substituer un autre acide qui provoque le dépôt de l'acide urique sans précipiter l'albumine. L'acide acétique cristallisable et l'acide phosphorique trihydraté pourront être employés dans ce but.

Dans ce cas la dose de l'un ou l'autre de ces derniers acides sera de 6 pour 100 d'urine.

On pourra encore éliminer au préalable l'albumine par la chaleur. La quantité d'urine sur laquelle devra porter le dosage de l'acide urique sera rendue franchement acide à l'aide de quelques gouttes d'acide acétique et portée à l'ébullition pour coaguler l'albumine (§ 68). On séparera cette dernière par le filtre, puis on ajoutera au filtratum de l'acide chlorhydrique dans les proportions précédemment indiquées et on terminera le dosage également comme ci-dessus.

Acide Hippurique
$$C^9H^9AzO^3$$

32. L'acide hippurique qu'on trouve en abondance dans l'urine des herbivores, n'existe, au contraire, qu'en très faible proportion dans l'urine humaine. Cette proportion ne dépasse guère $0^{gr}.35$ à $0^{gr}.40$ par jour, à l'état normal. Quelques aliments d'origine végétale, les prunes, par exemple, augmentent considérablement la quantité d'acide hippurique rendue en 24 heures, au point de l'élever à 2 gr. Les fruits de la ronce des marais, les baies d'airelle myrtille qui renferment de l'acide quinique, les acides benzoïque, cinnamique, quinique, produisent le même effet que les prunes. Le régime lacté, d'après Bouchardat, aurait une influence analogue. Enfin l'acide hippurique a été signalé en quantité plus considérable que d'ordinaire dans l'urine de malades atteints d'affections du foie, dans la fièvre typhoïde, la pneumonie, le diabète.

L'acide hippurique cesse de se montrer dans l'urine des chevaux soumis à l'abstinence ; l'acide urique apparaît à sa place.

La recherche et le dosage de l'acide hippurique représentent des opérations trop délicates, et en même temps trop peu utiles à la pratique médicale pour que nous fassions ici la description des opérations qu'ils comportent.

Créatinine

33. *La Créatinine* $C^4H^7Az^3O$, que l'on trouve dans l'urine dérive d'un autre corps, la *Créatine*, $C^4H^9Az^3O^2$, qui, lui, existe dans le suc musculaire, et qui ne diffère du précédent, comme on le voit, que par une molécule d'eau, H^2O. Ces deux composés se transforment facilement l'un dans l'autre, et il est vraisemblable que la créatine, que certains expérimentateurs ont retirée de l'urine, et dont ils admettent en conséquence la présence

dans ce liquide, n'est qu'un produit d'hydratation du premier de ces composés, qui prend
naissance lors des opérations chimiques consacrées
à son extraction. La créatinine n'a, du reste, pas
grande importance au point de vue clinique, et
le praticien, en général, n'aura pas à s'en préoccuper. Veyl a pourtant indiqué une réaction facile
à exécuter, et qui permettra de constater la présence de la créatinine dans l'urine quand elle
y existera en assez grande quantité, et que, d'autre
part, l'urine ne sera pas trop colorée. Cette réaction consiste à additionner l'urine (10 à 12 c. c.)
de quelques gouttes d'une solution très étendue
de nitro prussiate de soude, puis à verser goutte
à goutte dans celle-ci une solution très étendue
également de soude caustique. Le mélange se colore
lentement et prend une teinte rouge-rubis quand
la proportion de créatinine est suffisante. Cette
coloration est fugace et passe bientôt au jaune-
paille, se confondant ainsi avec celle de l'urine.

Dans l'état de santé, l'urine d'un adulte renferme en moyenne 1 gramme de créatinine par
24 heures. Cette proportion augmente sous l'influence d'un régime azoté, de la viande surtout;
elle diminue considérablement si le régime est
exclusivement végétal.

Le travail musculaire favorise la formation de
la créatinine.

Azote total de l'Urine et Rapport azoturique

34. Les produits azotés de la désassimilation des tissus étant éliminés à peu près en totalité par l'urine, il est parfois intéressant pour le médecin de connaître les variations de cette élimination. D'autre part, d'après ce qui a été exposé précédemment, on a pu voir que l'azote était contenu dans l'urine sous des formes différentes : urée, acides urique et hippurique, créatinine, etc., corps dans lesquels l'azote se trouve à des degrés d'oxydation plus ou moins avancée. Dans l'urée, terme ultime de la métamorphose des albuminoïdes de l'économie, il est entièrement oxydé, tandis qu'il ne l'est qu'incomplètement dans tous les autres composés. La connaissance des proportions relatives de l'azote entièrement oxydé d'une part, et d'autre part, incomplètement oxydé, intéresse maintenant un assez grand nombre de médecins qui voient dans le rapport de ces deux catégories d'éléments azotés l'indice d'un bon ou d'un mauvais fonctionnement de l'organisme, suivant que ce rapport se rapproche ou s'éloigne de la normale.

Différents expérimentateurs se sont étudiés à déterminer ce rapport normal de l'azote de l'urée à l'azote de tous les composés urinaires qui en renferment. Le Dr Bayrac, entre autres, dans un travail spécial sur ce sujet (1), est arrivé à trouver que le rapport de l'azote de l'urée à l'azote total contenu dans une urine, ou « *rapport azoturique* » comme il l'appelle, était assez variable chez les individus en bonne santé, et oscillait entre 0,80 et 0,99. L'auteur se contente de dire que le chiffre 0,87 est celui qu'il a obtenu le plus souvent, et il ne donne pas de moyenne. En cela, je crois qu'il fait bien ; les chiffres avoisinant 0,99, entre autres, me paraissant fort suspects, vu surtout les procédés employés par le Dr Bayrac pour les obtenir.

Le Dr Albert Robin, qui s'est beaucoup occupé de la question, admet que le rapport qui nous intéresse en ce moment, ou « *coefficient normal des oxydations azotées* » est 0,85. D'autres expérimentateurs (Ritter (2), Thorion (3) ont trouvé des chiffres plus élevés donnant une moyenne de 0,91. Moreigne, dans un travail récent très soigné (4), arrive à peu près au même chiffre, et estime que, correction faite de certaines erreurs d'analyse commises jusqu'à présent par les différents expérimentateurs, on doit obtenir pour le rapport azoturique normal un chiffre voisin de 0,89.

Il est entendu que le rapport ci-dessus est

(1) P. Bayrac. Thèse de médecine. Lyon, 1887.
(2) E. Ritter. Thèse de doctorat ès-sciences. Paris, 1872.
(3) H. Thorion. Thèse de médecine. Nancy, 1893.
(4) H. Moreigne. Thèse de médecine. Paris, 1895.

établi en expérimentant sur le mélange des urines des 24 heures. Le « coefficient des oxydations azotées » subissant en effet des variations assez notables aux différents moments de la journée (Monfet) (1).

35. Détermination du rapport azoturique. — Le dosage de l'azote total a pour but de fournir l'un des termes du rapport dont il vient d'être parlé, l'autre terme étant donné à l'aide du dosage de l'urée que nous avons appris antérieurement à faire. Toutefois avant d'aborder le modus operandi concernant le dosage de l'azote total, il est nécessaire de revenir ici sur celui de l'urée, précédemment exposé (§ 23). Ce dosage qui, pratiqué tel qu'il a été décrit, et lorsqu'il s'agit de connaître simplement le quantum d'urée contenue dans une urine, fournit sans doute des résultats bien suffisants pour les besoins de la clinique courante, devient insuffisant dans le cas qui nous occupe maintenant. L'appareil de Regnard doit être, ici, complètement abandonné. Quant à celui d'Yvon il sera désormais nécessaire d'apporter dans son maniement, ainsi que dans les opérations concomitantes, nombre de précautions que nous devons indiquer.

(1) Monfet. — Coefficient des oxydations azotées. Journal de Ph. et de Ch., 1893, tom. 27, p. 363.

Il existe sans doute des procédés de dosage de l'urée moins imparfaits que celui que nous allons employer ici ; mais leur longueur ainsi que les difficultés présentées par leur mise en œuvre, en interdisent l'emploi à ceux qui ne sont pas spécialement chimistes, et auxquels s'adresse plus particulièrement le présent exposé.

Nous emploierons encore ici l'hypobromite de soude pour décomposer l'urée ; mais comme ce réactif mis en contact avec l'urine dégage non seulement l'azote de l'urée, mais encore plus ou moins celui des autres composés azotés urinaires, il sera nécessaire tout d'abord de remédier autant que possible à cet inconvénient.

Moreigne (1), à la suite de Pflüger, recommande de traiter l'urine par l'acide phosphotungstique. Cet acide en effet, en présence de l'acide chlorhydrique, précipite les matières azotées urinaires capables de dégager de l'azote sous l'influence de l'hypobromite de soude, notamment la créatinine, et laisse l'urée en solution (2). Mais outre que l'acide phosphotungstique n'est pas un réactif courant, son emploi dans le cas présent ne laisse pas que d'être un peu délicat, et, de plus, rend l'opération assez longue. Aussi, cherchant le

---

(1) Moreigne. — Loc. cit.

(2) Il laisse toutefois aussi en solution les sels ammoniacaux qui se rencontrent dans l'urine.

côté pratique, me contenterai-je ici de recommander la façon de procéder suivante qui, si elle
laisse un peu à désirer, pourra, mise en œuvre avec
soin, donner des résultats encore très satisfaisants.

10 cent. cub. d'urine seront additionnés, dans
un ballon jaugé à 50 c. c., de 2 à 3 cent. cub. de
sous-acétate de plomb (solution officinale), puis
d'eau distillée en quantité suffisante pour parfaire
les 50 c. c. Après avoir retourné à plusieurs reprises le ballon bouché avec le pouce pour bien
mélanger le tout, on filtrera. Une prise d'essai de
10 c. c. de la liqueur filtrée, correspondant à 2 c.c.
d'urine, sera ensuite introduite dans l'uréomètre
à mercure, en procédant d'après les indications
déjà données (§ 25). Toutefois, on se contentera,
cette fois, de laver le mesureur simplement avec
un peu d'eau distillée, après avoir encore introduit dans l'analyseur 1 ou 2 cent. cub. de solution
de glucose pur à 25 %. Finalement on fera passer
dans l'analyseur 8 ou 10 c. c. de solution *récente*
d'hypobromite de soude préparée à l'aide des
proportions suivantes (1) :

(1) Cette solution est un peu plus concentrée que celles dont
la formule a été donnée précédemment ; elle renferme surtout
une plus forte proportion de soude : la décomposition de l'urée
étant plus complète avec un réactif riche en alcali. Il ne faudrait
pas cependant préparer une solution hypobromique dépassant
notablement ce degré de concentration ; car on s'exposerait ainsi
à la voir dégager de l'oxygène.

Lessive de soude non carbonatée (densité 1.33) .   60 c.c.
Eau distillée bouillie . . . .   60 c.c.
Brôme . . . .   5 c.c.

Ou bien

Soude caustique fondue, pure . . . .   24 gr.
Eau distillée bouillie . . . . 110 c.c.
Brôme . . . .   5 c.c.

L'opération sera poursuivie en observant soi-
gneusement les recommandations faites au sujet
du dosage de l'urée. On laissera notamment huit
à dix minutes l'appareil sur la cuve à mercure
pour permettre à la réaction d'être complète, puis
l'uréomètre ayant été transporté dans une éprouvette pleine d'eau, *à la température* du laboratoire
qui sera notée, on le laissera pendant quatre ou
cinq minutes immergé jusqu'au robinet, avant de
le soulever pour faire la lecture du volume
gazeux. Pendant cette dernière opération on évitera, bien entendu, de tenir l'appareil au niveau
de l'analyseur pour ne pas échauffer le gaz qu'il
renferme.

Le volume de l'azote relevé et noté, on se
hâtera de recommencer l'opération dans les mêmes
conditions, avec une solution titrée d'urée employée
en proportion telle qu'elle donne sensiblement le
même volume d'azote que tout à l'heure les

2 cent. cub. d'urine (1). La prise d'essai d'urée
aura été additionnée de la même quantité de
solution de glucose, et mise en présence du même
volume d'hypobromite de soude que dans l'essai
précédent. De plus, pendant ce second dosage, la
température du laboratoire, et surtout celle de la
cuve à eau ne devra pas avoir sensiblement varié.

Avant de comparer le volume d'azote dégagé
par la solution d'urée, avec celui dégagé tout à
l'heure par l'urine, pour établir la proportion
d'urée correspondante, il y a lieu de faire subir
une correction au dernier de ces volumes. En
traitant, en effet, précédemment l'urine par le
sous-acétate de plomb, nous ne l'avons débarrassée
ni de sa créatinine, ni des sels ammonicaux
qu'elle renferme. Or ces corps dégageant leur
azote au contact de l'hypobromite de soude, ont
donné un rendement en azote supérieur à celui
qu'eût fourni l'urée seule. Notre impuissance
actuelle à évaluer la quantité d'azote provenant de
la décomposition des sels ammoniacaux de l'urine
nous oblige à laisser cet azote au compte de
l'urée (2). Pour ce qui en est, au contraire, de

(1) Pour la quantité de solution d'urée convenable à employer,
on se basera sur ce fait que 0 gr. 01 d'urée traité par l'hypobromite de soude en présence du glucose, dégage environ 4 c. c.
d'azote.

(2) Certains auteurs estiment la proportion de l'azote ammoniacal à 1 ou 2 pour 100 de l'azote uréique, dans l'urine normale.

l'azote de la créatinine, nous tenterons une correction approximative.

A la suite des recherches entreprises de ce côté, les variations de la créatinine dans l'urine pouvant être considérées comme sensiblement parallèles à celles de l'urée, nous admettrons que les quantités de ces deux corps restent dans un rapport constant. Le rapport de l'azote créatinique à l'azote uréique doit, par suite, être également représenté par une constante que, d'après la moyenne des déterminations effectuées, nous fixerons à 2 pour 100 ; en d'autres termes nous admettrons que dans l'urine, l'azote de la créatinine est à celui de l'urée comme 2 est à 100.

On a établi d'autre part, que tandis que les sels ammoniacaux abandonnent tout leur azote au contact de l'hypobromite de soude, la créatinine dans les conditions d'un dosage d'urée urinaire par l'hypobromite ne dégage que 52 à 53 0/0 de son azote ; soit en chiffre rond 50 0/0. Notre correction découlera de ces considérations et nous admettrons par suite que nous devons retrancher, comme provenant de la créatinine, 1 pour 100 du volume d'azote obtenu dans l'uréomètre.

Il ne restera plus qu'à comparer ce dernier volume, ainsi corrigé, à celui qu'aura fourni dans les mêmes conditions la solution titrée d'urée, pour voir à combien il correspond d'urée dans les 2 cent.

cub. d'urine mis en jeu (§ 25). On calculera enfin la quantité d'urée renfermée dans l'urine de 24 heures et on notera le chiffre obtenu.

36. Dosage de l'azote total. — La seule méthode capable de fournir des résultats d'une parfaite exactitude, pour ce dosage, est celle de Dumas (combustion de la matière organique à l'aide de l'oxyde de cuivre, avec mise en liberté de l'azote que l'on recueille). Mais la longueur de cette méthode d'une part, et d'autre part les difficultés de son exécution nous obligent à la laisser complètement de côté. Nous nous contenterons pour le dosage qui nous occupe de la méthode dite de Kjeldahl, pourvue de quelques petites modifications de détail, et qui nous fournira des résultats encore très satisfaisants.

Cette méthode est basée sur la transformation en ammoniaque de l'azote des matières organiques, quand on soumet, à chaud, ces dernières à l'action de l'acide sulfurique concentré. L'ammoniaque fixée à l'état de sulfate est ensuite, soit déplacée par un alcali, séparée par distillation et dosée volumétriquement; soit décomposée par l'hypobromite de soude avec mise en liberté de l'azote que l'on recueille, et dont on mesure le volume. (Modification Henninger.)

Exposons d'abord la première partie de l'opération : la transformation de l'azote organique en ammoniaque. Dans le cas particulier qui nous occupe, on procédera de la façon suivante :

37. Dans un ballon ou un matras de 125 à 150 cent. cub., autant que possible à long col (1) on introduit 10 c. c. d'urine puis 4 c. c. d'acide sulfurique concentré et pur. Le ballon, tenu à l'aide d'une pince en bois, est chauffé, de préférence sur une lampe à alcool, en le maintenant incliné, afin d'éviter que les projections aient lieu au dehors, et en agitant constamment pour favoriser l'évaporation du liquide ainsi que le dégagement des gaz qui, à un moment donné, s'échappent de la masse. Dans ces conditions, au bout de 12 à 15 minutes, la plupart du temps, toute l'eau de l'urine a été chassée, et il ne reste plus dans le ballon qu'un liquide noirâtre plus ou moins épais.

Lorsque tout dégagement gazeux a cessé et qu'il ne se produit plus de fumées blanches à la sortie du ballon, on retire celui-ci du feu et on le laisse un peu refroidir, après quoi on fait tomber dans le liquide qu'il renferme 0,20 à 0,30 centigrammes de permanganate de potasse pulvérisé, en ayant soin de n'ajouter ce dernier

(1) Un matras d'Essayeur dont on aura réduit le col à une longueur de 12 à 15 centimètres, sera d'un très bon usage dans le cas présent.

que par *très petites portions à la fois,* afin de diminuer la violence de la réaction qui pourrait être cause de quelque accident (1). Le permanganate introduit, on reporte le ballon sur le feu, toujours tenu incliné à l'aide de la pince en bois. Le liquide sulfurique ne tarde pas à s'éclaircir en prenant une teinte ambrée. Si sa coloration restait par trop foncée après quelques instants d'ébullition, il faudrait rajouter un peu de permanganate *en prenant les précautions ci-dessus indiquées.* On fait bouillir quelques minutes la solution sulfurique, dont les vapeurs, en se condensant sur la paroi du col du récipient, entraînent et ramènent avec elles à l'intérieur du ballon les projections de matière qui ont pu avoir lieu. La solution, étant devenue sensiblement incolore et bien limpide, est retirée du feu et mise à refroidir.

Quand elle est revenue à la température ordinaire, on l'additionne, par précaution, de deux ou trois gouttes de teinture de tournesol, puis on plonge le ballon dans l'eau froide. Après avoir mis à sa portée de l'acide sulfurique pur, on fait tomber goutte à goutte dans le ballon de la lessive de

____

(1) A la place de permanganate de potasse, on peut employer le bioxyde de manganèse qui ne réagit pas aussi violemment sur le liquide sulfurique, mais exerce une action un peu moins satisfaisante que le précédent.

soude, exempte le plus possible de carbonate (1), en ayant soin d'agiter le mélange. Quand on voit celui-ci se troubler et des flocons flotter dans sa masse, on peut arrêter la saturation sans attendre que la liqueur, de rouge qu'elle est, vire au bleu; car cette saturation n'est pas loin d'être terminée. On revient en arrière en ajoutant une goutte ou deux d'acide sulfurique pour redissoudre le commencement de précipité et rendre au mélange sa limpidité.

Ce dernier est alors décanté dans un flacon jaugé à 50 c. c. On lave le ballon à plusieurs reprises avec de petites quantités d'eau distillée qui vont rejoindre la liqueur mère. On complète finalement le volume de 50 c. c. et on mélange le tout.

38. Nous arrivons maintenant à la seconde partie de notre opération : le dosage de l'ammoniaque contenue dans la liqueur que nous venons de préparer. Pour effectuer ce dosage, on déplace l'ammoniaque par une base fixe, et, par distillation, on la fait passer dans une solution titrée d'acide sulfurique, qu'elle sature partiellement. La quantité d'acide sulfurique neutralisé fait connaître la quantité correspondante d'ammoniaque.

(1) Si on se sert de lessive de soude du commerce, toujours plus ou moins fortement carbonatée, il sera bon de la débarrasser du carbonate par addition à chaud d'hydrate de baryte pulvérisé, dépôt en vase clos et décantation.

Ordinairement on indique pour dégager l'ammoniaque et la faire passer dans une solution titrée d'acide sulfurique, de recourir à l'appareil distillatoire de Schlœsing qui donne sans doute d'excellents résultats, mais présente l'inconvénient d'être quelque peu dispendieux, et de ne pas se trouver par suite entre les mains de tous les opérateurs; de plus la distillation de l'ammoniaque demande un certain temps avec cet appareil. Ce sont là, sans doute, les raisons qui font souvent abandonner la distillation de l'ammoniaque, et préférer le mode de dosage dont nous parlerons ensuite, consistant à décomposer cette base par l'hypobromite de soude dans un uréomètre. Quoique cette dernière méthode bien conduite donne des résultats encore très satisfaisants, je lui préfère, je l'avoue, la première que je vais m'efforcer de mettre à la portée de tout opérateur ne disposant dans son laboratoire que d'un outillage sommaire.

On procèdera à la distillation de l'ammoniaque à l'aide de l'appareil suivant qui, tout au moins dans le cas qui nous occupe, permettra d'obtenir des résultats aussi exacts qu'avec celui de Schlœsing, ainsi que je m'en suis maintes fois assuré.

Cet appareil (fig. 8) se compose d'un ballon ou matras M. de 200 à 250 cent. cub. de capacité, et pourvu autant que possible d'un long col. Du

matras auquel il est relié par un bouchon, part
un tube abducteur a, b, c, d, e, qui pour le bon
fonctionnement de l'appareil doit avoir, indépendamment de sa forme, à peu près les dimensions
suivantes : a b 32 à 35 centimètres, et b c 16 à
18 centimètres; c d e, longueur ad libitum. De

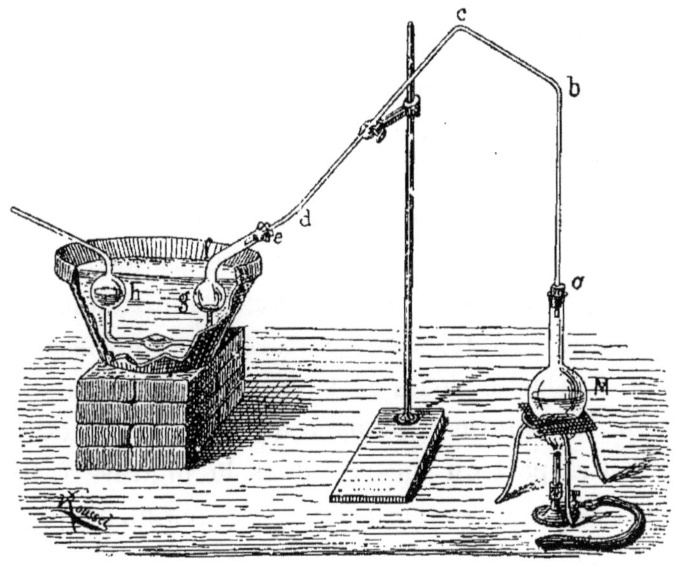

Fig. 8.

plus le diamètre intérieur de ce tube ne doit pas
être trop faible (6 millim. au moins). Au tube
abducteur est adapté en e, à l'aide d'un bouchon,
un tube à azote dit de Will et Warrentrapp, mais
fixé à l'inverse de l'ordinaire, c'est-à-dire par son
extrémité large ainsi qu'on le voit dans la figure. Ce
tube est la seule pièce de l'appareil que l'opérateur

sera peut-être obligé de se procurer spécialement ⁞
car l'extrémité large e f, souvent très mince dans les
tubes ordinaires, aura besoin ici d'être assez
résistante pour ne pas se briser sous la pression
du bouchon la reliant au tube a, b, c, d, e. De
plus, les boules g, h devront avoir chacune une
capacité d'au moins 30 à 35 cent. cub. Cette
dernière pièce de l'appareil plongera dans une terrine pleine d'eau, tandis que le matras M sera
installé sur un bec Bunsen avec interposition d'une
toile métallique.

L'appareil monté, on introduit dans le tube à
boules à l'aide d'une pipette graduée 10 c. c.
d'acide sulfurique titré (1), qu'on additionne ensuite
de 2 à 3 gouttes de teinture de tournesol, puis
on fixe cette partie de l'appareil au tube abducteur
qui la maintient plongée dans l'eau de la terrine.
D'autre part on mesure dans le matras M, 10 c. c.
du liquide ammoniacal précédemment préparé ;
quantité qui correspond ainsi à 2 cent. cub.
d'urine. On ajoute ensuite dans le matras 85 c. c.
d'eau distillée, quelques fragments de pierre ponce,
finalement 5 cent. cub. (soit un excès manifeste)
de lessive de soude décarbonatée (2), puis on adapte

---

(1) Une solution titrée d'acide sulfurique au 1/50ᵐᵉ sera en
général convenable.

(2) On peut remplacer la lessive de soude par 2 ou 3 grammes
de chaux vive, ou encore de magnésie récemment calcinée. Dans
ce cas, l'addition de fragments de pierre ponce est inutile.

rapidement le matras au tube abducteur. L'appareil étant en place ainsi que l'indique la figure, on chauffe progressivement le matras et on amène son contenu à l'ébullition qu'on maintient modérée afin que la distillation ne soit pas trop rapide. Grâce à sa disposition, le tube abducteur fait fonction d'appareil à reflux, et une partie du liquide en train de distiller retombe constamment dans le matras. Quand la moitié environ du liquide contenu dans ce dernier a passé dans l'appareil à boules dont le liquide à dû conserver sa coloration rouge, on arrête la distillation (1) de la façon suivante : on plonge la main dans l'eau de la terrine, et saisissant le tube à boules par sa partie refroidie, pour ne pas se brûler, on le sépare du tube abducteur, après quoi on le retire de l'eau pour le mettre sur un support approprié. Alors *seulement* on éteint le feu sous le matras, évitant de la sorte toute chance d'absorption.

Le contenu du tube à boules est maintenant versé dans un vase à saturation, puis on rince à plusieurs reprises ce tube avec un peu d'eau distillée qui va rejoindre le premier liquide recueilli dans le vase à saturation. Enfin, avec une solution titrée de soude contenue dans une

______

(1) Cette distillation bien conduite demande de 40 à 45 minutes.

burette graduée, on sature l'excès d'acide sulfurique qui n'est pas entré en combinaison avec l'ammoniaque dégagée, et on en détermine la quantité. La différence P entre cette quantité d'acide sulfurique et celle que renfermait primitivement la prise d'essai de 10 c. c. représente l'acide sulfurique neutralisé par l'ammoniaque. La quantité de cette dernière est donnée par l'équation suivante, dans laquelle l'acide sulfurique est évalué en acide sulfurique anhydre (SO^3).

$$\frac{x}{P} = \frac{17}{40}$$

x étant le poids d'ammoniaque cherché, et P celui d'acide sulfurique anhydre entré en combinaison avec cette base.

Mais ce n'est pas en réalité le poids de l'ammoniaque qu'il nous importe ici de connaître, mais bien celui de l'azote que renferme cette ammoniaque. Pour abréger on recherchera directement ce poids d'azote en modifiant de la sorte l'équation précédente :

$$\frac{x}{P} = \frac{14}{40}$$

x représentera donc le poids d'azote contenu dans 2 c. c. d'urine. On pourra ensuite calculer l'azote total correspondant à l'urine des 24 heures.

39. Modification Henninger. — Pour opérer
plus rapidement, et aussi sans doute pour éviter
l'emploi du distillateur de Schloesing et des
liqueurs titrées convenables qu'on n'a pas toujours sous la main, bien des opérateurs préfèrent,
au lieu de distiller l'ammoniaque, doser volumétriquement son azote mis en liberté par l'action
de l'hypobromite de soude. Voici comment on pratiquera cette modification apportée par Henninger
dans la méthode de Kjeldahl (1).

Disons d'abord que, si on veut obtenir des
résultats satisfaisants avec le procédé Henninger
et opérer dans de bonnes conditions, on devra
modifier un peu la façon de faire employée précédemment dans la combustion de l'urine par
l'acide sulfurique. Cette fois, en effet, on fera bien
de se priver du concours des oxydants (permanganate de potasse ou bioxyde de manganèse (2)
que nous avons fait intervenir précédemment pour
hâter la combustion des matières organiques de
l'urine. Le sulfate de manganèse qui se trouve
dans la liqueur finale mélangé au sulfate d'ammoniaque donne, au contact de la solution hypobro-

---

(1) Henninger. — Comptes rendus de la Société de Biologie.
1884. Page 474.
(2) Les autres adjuvants dont l'emploi a été préconisé pour
activer la transformation de la matière organique (sulfate et
oxyde de cuivre, mercure métallique et son oxyde, perchlorate
et bichromate de potasse, bichlorure de platine, etc.) devront,
dans tous les cas, être absolument rejetés.

mique, un précipité brun d'oxyde de manganèse qui apporte un obstacle au dégagement de l'azote et qui, adhérant à la paroi de l'uréomètre, gêne parfois aussi passablement la lecture exacte du volume de l'azote. Mieux vaut se passer de l'adjuvant en question, comme la chose est possible. On parvient très bien, en effet, à brûler la matière organique de l'urine et à décolorer cette dernière à l'aide de l'acide sulfurique seul. La combustion, par exemple, nécessitera beaucoup plus de temps dans ces conditions. On l'effectuera de la façon suivante :

Elle sera conduite, comme précédemment, jusqu'au moment où nous avons ajouté le permanganate de potasse. Arrivée à ce point, on placera le matras sur une toile métallique disposée au-dessus d'un bec Bunsen, ou mieux sur un bain de sable, et on continuera à chauffer de façon à amener et à entretenir une très faible ébullition du liquide sulfurique. Un petit entonnoir à douille terminée en biseau, qu'on aura engagé dans le col du matras, condensera l'acide sulfurique distillé, dont les vapeurs, si l'opération est bien conduite, ne devront, pour ainsi dire, pas sortir du vase, mais retomberont en ruisselant sur ses parois, et en entraînant les particules charbonneuses projetées pendant la première partie de la combustion. La source de chaleur étant réglée, on laissera l'opération se continuer seule jusqu'à décoloration complète du liquide, ce qui demandera une heure à une heure et demie en général, quelquefois plus.

Le contenu du matras étant devenu incolore, on retire celui-ci du feu et on laisse refroidir, puis la suite de l'opération est conduite comme il a été indiqué précédemment (§ 37). Toutefois on devra ici saturer presque exactement l'acide sulfurique libre de la liqueur, en ne laissant à cette dernière qu'une acidité susceptible de disparaître sous l'influence d'une goutte ou deux de soude. Cette liqueur ayant été étendue à 50 cent. cub. dans un vase jaugé, on en prélève à l'aide d'une pipette graduée 10 cent. cub. (correspondant à 2 c. c. d'urine) sur lesquels on fait réagir l'hypobromite de soude dans un uréomètre (1). Cette dernière opération est conduite comme il a été dit précédemment (§ 35) : réaction en présence du glucose, et une fois le volume de l'azote mis en liberté noté, soit V, répétition de l'expérience dans les mêmes conditions de température et de pression avec une solution titrée de sulfate d'ammoniaque. Soit V' le nouveau volume gazeux obtenu. L'équation ci-dessous donnera le poids x de

---

(1) Il ne sera pas nécessaire ici d'employer pour la décomposition du sulfate d'ammoniaque la solution concentrée d'hypobromite dont la formule a été donnée § 35. Les solutions d'hypobromite plus étendues préparées d'après les formules indiquées § 24 et 25 pourront aussi bien être utilisées.

sulfate d'ammoniaque contenu dans les 10 cent. cub. de liquide urinaire mis en expérience.

$$\frac{x}{P} = \frac{V}{V'}$$

P étant la quantité de sulfate d'ammoniaque renfermé dans la solution titrée de ce sel introduite dans l'uréomètre.

Le poids y d'azote contenu dans le poids x, maintenant connu, de sulfate d'ammoniaque sera enfin donné par l'équation suivante :

$$\frac{y}{x} = \frac{14}{66}$$

ce poids y représentant celui de l'azote total contenu dans 2 cent. cub. d'urine.

40. **Calcul du Rapport azoturique.** — Nous avons obtenu précédemment la quantité d'urée contenue dans 2 cent. cub. d'urine; nous avons même calculé la quantité d'urée correspondant à l'urine des 24 heures (§ 35). Ce dernier calcul est inutile lorsque, ainsi que dans le cas présent, toutes les expérimentations portent sur la même quantité d'urine.

Soit donc P le poids trouvé de l'urée contenue dans 2 cent. cub. d'urine, le poids z d'azote correspondant à cette quantité d'urée sera donné par l'équation.

$$\frac{z}{P} = \frac{28}{60}$$

z étant le poids d'azote uréique contenu dans 2 cent. cub. d'urine.

y, nous l'avons vu plus haut (§ 39), représentant d'autre part le poids de l'azote total contenu dans 2 cent. cub. également d'urine, le rapport azoturique R sera :

$$R = \frac{z}{y}$$

Matières colorantes de l'urine

41. En dépit des nombreuses recherches effectuées sur ce point, la matière colorante de l'urine est encore imparfaitement connue à l'heure actuelle. Cette matière colorante n'est vraisemblablement pas due à un pigment unique, et l'*urochrome* décrit par Thudichum ne saurait être considéré comme le principe colorant unique de l'urine normale. Différents pigments ont été extraits de l'urine et concourent évidemment, chacun dans une certaine mesure, à la production des teintes variées que présente ce liquide. Je dirai un mot de l'un d'entre eux qui est assez bien connu : l'*Urobiline*.

42. Urobiline. — L'urobiline extraite de l'urine par Jaffé, et reproduite par Maly en partant de la *bilirubine*, est, comme ce pigment biliaire, un dérivé de la matière colorante du sang. Elle n'existe que rarement toute formée dans l'urine normale fraîchement émise, et prend naissance à la suite de l'oxydation d'un principe chromogène contenu dans ce liquide. C'est par suite de l'oxydation de ce chromogène et de la formation d'urobiline, qu'on voit la couleur de certaines urines exposées à l'air se foncer peu à peu. C'est encore à la formation de l'urobiline qu'est due la coloration rosée qui se développe dans quelques urines quand on les additionne d'acide azotique, c'est-à-dire d'un corps oxydant.

Rose quand elle est en solution étendue, l'urobiline est rouge et même brune en solution concentrée. C'est à elle qu'est due la teinte acajou des urines pathologiques désignées jadis, par Gubler, sous le nom d'*hémaphéiques*. On la trouve en quantité anormale dans l'urine toutes les fois qu'il y a grande destruction des globules sanguins et combustion complète de leurs produits de dédoublement. C'est ainsi qu'elle abonde dans la cirrhose, les affections fébriles aiguës, le typhus, à la suite des hémorrhagies. Elle n'est éliminée, au contraire, qu'en quantités très faibles dans l'anémie, les néphrites chroniques, les maladies de la moelle, le diabète.

43. Recherche de l'Urobiline. — Pour peu qu'elle en renferme une quantité un peu notable, on pourra assez facilement isoler l'urobiline de l'urine en la précipitant par le sulfate d'ammoniaque, comme l'a indiqué Méhu (1). 100 c. c. d'urine filtrée seront additionnés de deux à trois gouttes d'acide sulfurique, puis de sulfate d'ammoniaque jusqu'à saturation (de façon qu'il reste un petit excès de ce sel non dissous). On agitera vivement le mélange, puis, après une heure ou deux de repos, on le jettera sur un filtre sans plis, et on lavera le dépôt formé avec une solution saturée de sulfate d'ammoniaque légèrement acidulée par l'acide sulfurique. Le filtre sera ensuite essoré entre des doubles de papier à filtrer, puis on le fera digérer à une douce chaleur (40 à 50 degrés) avec de l'alcool à 95° légèrement ammoniacal. L'alcool évaporé enfin à une température peu élevée abandonnera l'urobiline.

On pourra contrôler la nature de l'urobiline par la réaction suivante : un peu de la solution alcoolique précédente, mise de côté et concentrée au besoin par évaporation, sera additionnée d'une trace d'ammoniaque puis d'un peu de chlorure de zinc. On obtiendra ainsi un liquide fluorescent, avec dichroïsme bien marqué. Le liquide sera rose par transparence, et vert par transmission.

Le caractère le plus net de l'urobiline consiste

(1) Journal de Ph. et de Ch., 1878, tome XXVIII.

dans ses propriétés optiques. A l'examen spectroscopique, l'urobiline donne une bande d'absorption
placée sur la raie F du spectre (fig. 9), bande très
voisine, toutefois, de celle que donne, dans les
mêmes conditions, la *cholétéline*.

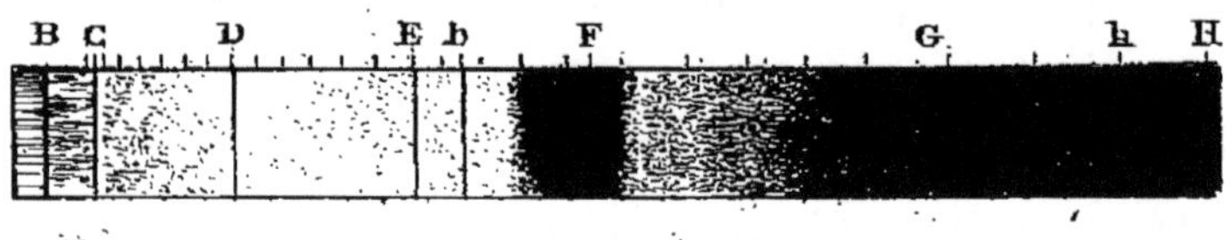

Fig. 9.

Grimbert a indiqué un procédé très rapide de
recherche de l'urobiline (1). Ce procédé consiste à
additionner l'urine de son volume d'acide chlorhydrique pur et fumant (2), puis à chauffer le mélange
jusqu'à commencement d'ébullition. On laisse alors
refroidir le liquide, après quoi on l'agite avec de
l'éther. Ce dernier prend une teinte brun-rouge présentant une fluorescence verte très vive. Examinée
au spectroscope, la solution éthérée donne la bande
d'absorption de l'urobiline ; évaporée, elle laisse
un résidu rouge-grenat soluble avec fluorescence
dans le chloroforme, et sans fluorescence dans
l'alcool, la glycérine, l'acétone ; mais, peu soluble
dans l'eau.

(1) Journal de pharmacie et de chimie, 1888, tome 18, p. 481.

(2) Une pareille quantité d'acide chlorhydrique n'est pas nécessaire. La moitié ou le tiers suffisent.

II. — Éléments minéraux

Chlorure de sodium

44. Le chlorure de sodium est l'élément le plus abondant des matières minérales contenues dans l'urine. Il constitue à lui seul environ les deux tiers du poids de ces matières. A l'état normal, la quantité moyenne trouvée dans l'urine des 24 heures est de 10 à 12 gr. Les chlorures de potassium, de calcium et de magnésium ne s'y rencontrent, au contraire, qu'en très faibles proportions.

Comme de juste, chez l'individu en bonne santé, la quantité de chlorure de sodium éliminée est sujette à des variations assez notables dépendant de la nature et de la quantité de son alimentation. Dans les états pathologiques ces variations seront surtout accentuées. Dans la polyurie simple et surtout diabétique, la quantité de chlorure de sodium est notablement accrue, et on l'a vue atteindre, voire même dépasser, 30 gr. par jour.

La diminution du poids du chlorure de sodium est, au contraire, à peu près constante dans les affections fébriles intenses, notamment dans la pneumonie où on voit ce sel disparaître parfois presque complètement de l'urine. D'après Méhu, l'absence totale de chlorure de sodium dans l'urine serait ordinairement l'indice d'une mort prochaine.

Au point de vue clinique, on peut dire que dans les affections aiguës, une diminution dans l'élimination du chlorure de sodium sera en général l'indice d'une aggravation, et que la disparition presque complète de cet élément commandera le pronostic le plus sévère. Au contraire son augmentation dans l'urine du malade fera pressentir une amélioration dans l'état de ce dernier.

45. Dosage du chlorure de sodium. — On dose le chlorure de sodium dans une urine en précipitant son chlore à l'état de chlorure d'argent. Cette opération peut s'effectuer de deux manières : soit à l'aide de liqueurs titrées, soit par pesée. La seconde façon de procéder est sans doute la plus exacte, mais on pourra se contenter dans la pratique courante du premier mode opératoire qui est moins long, et d'une exécution plus facile.

46. Méthode volumétrique. — Basée sur le principe suivant : si dans une solution de chlorures alcalins renfermant aussi du chromate de potasse, on verse une solution d'azotate d'argent, chlorures et chromate sont précipités, les uns à l'état de chlorure d'argent blanc, l'autre à l'état de chromate d'argent rouge ; de plus, si on verse graduellement la liqueur d'argent, le chromate ne commence à précipiter, et la coloration rouge n'apparaît que lorsque tout le chlore a été précipité lui-même.

Pour utiliser ces remarques et les appliquer au dosage du chlore dans une urine, on procède de la façon suivante :

Dans une petite capsule de porcelaine, ou mieux de platine, on mesure 10 c. c. d'urine qu'on neutralise exactement avec une solution étendue de soude, puis on l'additionne de 2 à 3 grammes d'azotate de potasse, ou mieux d'azotate de soude pur, et on l'évapore avec précaution jusqu'à siccité, au bain-marie de préférence. Ce résultat atteint, on chauffe directement la capsule avec une bonne lampe à alcool jusqu'à ce que son contenu se soit transformé en un liquide limpide, ou à peu près. Ce contenu, qui, après refroidissement, se prend en une plaque blanche, est dissous dans l'eau distillée tiède (40 à 50 c. c. employés en plusieurs fois) et versé dans un vase à saturation. Comme la solution ainsi obtenue est plus ou moins alcaline, on fait disparaître cette alcalinité à l'aide de quelques gouttes d'acide azotique pur, puis on ramène le liquide exactement à la neutralité en l'additionnant de carbonate de chaux en poudre, et employé en excès ; excès qu'on laisse dans la liqueur, sans inconvénient pour la suite de l'opération. On ajoute au mélange ainsi obtenu

3 ou 4 gouttes d'une solution concentrée de chromate neutre de potasse, puis on fait alors tomber goutte à goutte dans celui-ci, à l'aide d'une burette graduée, une solution titrée de nitrate d'argent ainsi préparée :

> Nitrate d'argent pur et fondu....   2 gr. 906
> Eau distillée q. s. pour faire.... 100 cent. cub.

On agite constamment le mélange tandis qu'on verse la liqueur d'argent, et on arrête l'addition de celle-ci dès que le contenu du vase à saturation prend une teinte rougeâtre persistante; car alors tout le chlore est précipité. Une lecture sur la burette graduée en dixièmes de cent. cub. indique la dépense de solution d'argent dont une division, c'est-à-dire $1/10^e$ de cent. cub. correspond à $0^{mg}6068$ de chlore ou à 1 milligr. de chlorure de sodium. Donc, autant de divisions de burette de la liqueur dépensées, autant de milligrammes de chlorure de sodium contenus dans la prise d'essai d'urine. En multipliant par 100 le résultat obtenu, on aura la teneur de l'urine en chlorure de sodium par litre.

47. Méthode pondérale. — Le résidu de la calcination de 10 c. c. d'urine effectuée comme précédemment, sera dissous dans l'eau distillée iède (40 à 50 c. c. employés en plusieurs fois)

et la solution filtrée dans un vase à précipitations
chaudes sera rendue franchement acide, cette fois,
par l'acide azotique. On versera alors dans cette
solution un léger excès d'azotate d'argent, en
s'arrêtant lorsque la liqueur, agitée puis éclaircie
par le repos, ne se troublera plus par une addition nouvelle du réactif. La précipitation terminée
on tiédira le mélange au bain-marie, puis on
laissera déposer.

Le liquide surnageant le précipité de chlorure
d'argent étant devenu tout à fait limpide, on le
décantera sur un filtre sans plis, fournissant un
poids de cendres connu. On versera ensuite de
l'eau chaude sur le précipité resté dans le vase,
on agitera, on laissera déposer, puis on décantera
de nouveau sur le filtre et on continuera ainsi
de laver le chlorure d'argent jusqu'à ce que les
eaux de lavage ne se troublent plus par l'addition d'une goutte d'acide chlorhydrique. On fera
alors tomber le précipité sur le filtre à l'aide du
jet d'une pissette, on le laissera égoutter puis on
le séchera à l'étuve.

On séparera le précipité du filtre, et on incinérera à part ce dernier dans une petite capsule
de porcelaine tarée, ou mieux encore, en le tenant
suspendu dans la flamme d'une lampe à alcool
à l'aide d'un fil de platine roulé en spirale autour
de lui. Dans ce dernier mode d'incinération, le

résidu obtenu sera déposé dans la capsule tarée
et mouillé d'une ou deux gouttes d'eau régale
(acide azotique, 1 goutte ; acide chlorhydrique,
2 gouttes), pour changer en chlorure l'argent
réduit pendant l'incinération. Si cette incinération
a eu lieu à même la capsule, on laissera refroidir celle-ci avant de verser l'eau régale.

On chauffera ensuite doucement la capsule ;
puis toute trace de liquide ayant disparu, on calcinera de nouveau. On versera le précipité dans
la capsule refroidie. Si la couleur blanche de
celui-ci a passé plus ou moins au gris foncé, par
suite de la réduction d'une partie du chlorure
d'argent, on ramènera, comme tout-à-l'heure l'argent réduit, à l'état de chlorure, par l'addition de
quelques gouttes d'eau régale, on évaporera à
siccité· avec précaution, puis on chauffera une
dernière fois la capsule, jusqu'à ce que le chlorure
d'argent éprouve un commencement de fusion sur
les bords. La capsule sera finalement mise à refroidir sous un exsiccateur, pesée ensuite. En dédui-
sant du poids obtenu la tare de la capsule, on
aura les poids réunis du chorure d'argent et des
cendres du filtre. Défalcation faite de ces dernières,
il restera enfin le poids du chlorure d'argent. Celui-
ci, multiplié par 0,2474, donnera le poids du chlore
qu'il renferme. Multiplié par 0,4076, il donnera le
poids de chlorure de sodium correspondant.

48. Dosage volumétrique rapide. — Les procédés de dosage du chlore dans l'urine exposés précédemment, outre qu'ils comportent des opérations assez délicates, ne laissent pas que d'être très longs, soit que l'on opère volumétriquement, soit surtout, si l'on recourt à la méthode pondérale. Pour les besoins de la clinique courante, surtout lorsqu'il s'agira, par exemple, de suivre les variations des chlorures dans une même urine, on pourra recourir au procédé expéditif suivant, qui donnera des résultats d'une exactitude suffisante, si on a soin de ne l'employer qu'avec des urines qui ne soient pas trop colorées et qui n'aient pas une densité dépassant notablement la normale.

Indiqué d'abord par Pribram, puis plus tard par Denigès (1), ce mode de dosage consiste à faire agir la solution titrée d'argent sur l'urine, après avoir brûlé partiellement à l'aide du permanganate de potasse les matières organiques que renferme cette dernière. On procédera à l'opération de la façon suivante :

Dans un petit matras, on portera à l'ébullition qu'on maintiendra pendant quelques secondes, 10 c. c. d'urine additionnés d'un égal volume d'une solution de permanganate de potasse au 200me. On

____

(1) Bulletin de la Société de Pharmacie de Bordeaux, 1886, pag. 144.

filtrera le mélange, et on lavera matras et filtre, à plusieurs reprises, avec de l'eau distillée chaude, de façon à obtenir 50 à 60 c.c. de liquide au total. Ce liquide devra être incolore ou à peine teinté en jaune. S'il est acide, on le neutralisera à l'aide d'une pincée de carbonate de chaux pur, et dans le mélange ainsi obtenu on dosera le chlore à l'aide de la solution titrée d'argent, comme il a été indiqué précédemment.

49. Urines sucrées. Urines albumineuses. — Quand on se trouve en présence d'urines sucrées ou albumineuses (§ 63-76) dans lesquelles il s'agit de doser les chlorures, l'incinération de ces urines en présence de l'azotate de potasse devient très difficile, parfois même impossible. Il se produit, en effet, pendant la combustion du charbon, des déflagrations qui déterminent des projections, et, par suite, des pertes plus ou moins abondantes de matière en dehors du vase dans lequel s'effectue l'incinération. Parfois, la masse charbonneuse tout entière prend feu, en déterminant une gerbe de flammes ; d'où, en passant, la recommandation à l'opérateur de ne jamais maintenir sa figure à proximité de la capsule dans laquelle aura lieu l'incinération de l'urine en présence d'un azotate.

En présence de la difficulté, voire même de l'impossibilité que présente l'incinération des urines précitées, on devra se résigner, pour y doser les chlorures, à employer le mode opératoire suivant, comme susceptible de donner les résultats les moins erronés.

On évaporera à siccité 10 c. c. d'urine, neutralisée, s'il y a lieu, à l'aide d'une solution étendue de soude, puis, on carbonisera le résidu en suivant à ce sujet les indications fournies à propos des cendres de l'urine (§ 13). Le charbon épuisé à l'aide de l'eau bouillante donnera une solution renfermant les chlorures de l'urine. Dans cette solution réduite par concentration à 40 à 50 cent. cub., on fera un dosage, soit volumétrique, soit pondéral, à l'aide du nitrate d'argent.

En présence d'une urine albumineuse, on pourra, après coagulation préalable de l'albumine, tenter d'utiliser le procédé au permanganate.

50. Urines renfermant un bromure ou un iodure. — Les méthodes de dosage indiquées ci-dessus supposent l'absence dans l'urine de bromures ou d'iodures (§ 103-104), dont la présence fausserait les résultats de l'analyse. Si donc on avait à doser le chlore dans l'urine d'une personne soumise à une médication bromurée ou iodurée, on devrait modifier l'opération de la façon suivante :

1° *En présence d'un bromure.* — Sur une prise d'essai de 10 c. c. d'urine mettre en œuvre le modus operandi indiqué précédemment à propos du dosage en poids du chlore, mais en précipitant cette fois chlorure et bromure par une quantité connue et en excès d'azotate d'argent (20 cent. cub. de la solution titrée d'argent à $2^{gr}906$ pour 100 seront convenables dans la plupart des cas). Le précipité constitué par un mélange de chlorure et de bromure d'argent recueilli et pesé donnera un poids P qu'on notera.

D'autre part, dans le liquide surnageant le précipité précédent, recueilli avec soin et additionné des eaux de lavage, concentrées au besoin, on dosera volumétriquement avec une solution titrée de chlorure de sodium (1) l'excès de sel d'argent non employé dans la formation de ce précipité. Connaissant cet excès, on aura par différence la quantité de nitrate et par suite d'argent métallique employée à précipiter chlore et brôme. On calculera alors le poids P' de chlorure d'argent auquel donnerait naissance cette même quantité d'argent si elle n'entrait en combinaison qu'avec du chlore. On aura dès lors toutes les données pour le calcul qui nous occupe.

(1) On préparera une solution convenable pour ce dosage en employant :

Chlorure de sodium pur et fondu . . . . . 1 gr.
Eau distillée ad . . . . 100 cent. cub.
Cette solution devra saturer volume à volume la solution titrée d'argent.

La différence d entre le poids P du mélange chlorure et bromure, et le poids P' rapporté au chlorure seul (P — P' = d) est à la quantité x de chlore contenu dans les 10 c. c. d'urine, comme la différence entre le poids atomique du brôme et celui du chlore (80 — 35,5 = 44,5) est au poids atomique du chlore. On a donc l'équation :

$$\frac{d}{x} = \frac{44,5}{35,5}$$

d'où

$$x = \frac{d \times 35,5}{44,5}$$

2° *En présence d'un iodure*. — On procédera au dosage du chlore de la même façon qu'en présence d'un bromure, en changeant seulement dans la formule précédente 44,5 par 91,5 (127 poids atomique de l'iode — 35,5 poids atomique du chlore = 91,5).

Dans le dosage du chlore de l'urine on exprime ordinairement le résultat obtenu en chlorure de sodium supposant que tout ce chlore est à l'état chlorure de sodium, ce qui n'est pas exact, attendu qu'une partie se trouve à l'état de chlorure de potassium, de chlorure de calcium, de chlorure de magnésium, et peut-être aussi de chlorure organique; mais la quantité de ces différents chlorures réunis est très faible par rapport à celle du chlorure de sodium, et on peut, sans erreur notable, tout exprimer en chlorure de sodium.

Acide phosphorique et Phosphates

51. L'acide phosphorique combiné à différentes bases fait partie intégrante de l'urine normale. En sa qualité d'acide tribasique il donne naissance à trois séries de sels : les uns acides, les autres neutres, les troisièmes basiques. Ceux des deux premières séries existent surtout dans l'urine ; ceux de la troisième se rencontrent de préférence dans les calculs et les sédiments.

Les bases avec lesquelles l'acide phosphorique se trouve combiné dans l'urine sont la potasse, la soude, la chaux et la magnésie. Le phosphate de soude est de beaucoup le plus abondant. Il constitue à lui seul les deux tiers environ de la somme des phosphates éliminés.

Les phosphates de chaux et de magnésie qui sont insolubles par eux-mêmes sont maintenus en dissolution dans l'urine, grâce aux sels acides (phosphate acide de soude) que renferme ce liquide. Vient-on à faire disparaître l'acidité de l'urine en additionnant celle-ci d'un alcali, d'ammoniaque par exemple, on voit aussitôt un précipité se former au sein du liquide, amorphe dans ces conditions, mais revêtant une forme cristalline lorsque la saturation de l'acidité urinaire n'a lieu que lentement, ainsi

qu'il arrive lorsque l'alcali qui intervient, l'ammoniaque par exemple, se développe peu à peu au sein
de l'urine par suite de la fermentation ammoniacale
de ce liquide (§ 15). Dans ce dernier cas le phosphate de chaux précipité ne présente pas la plupart
du temps une forme cristalline bien nette, mais le

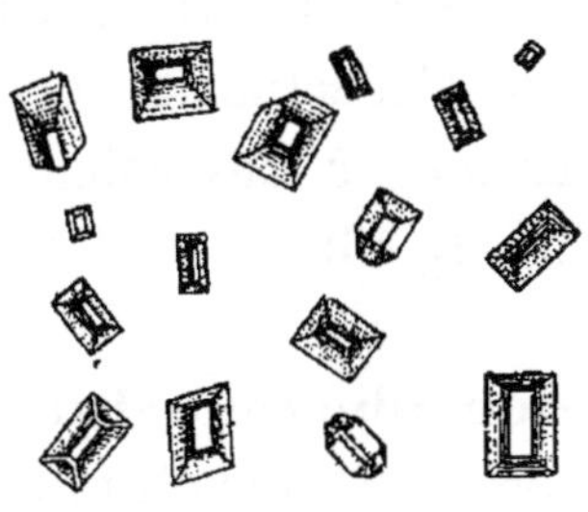

Fig. 10.

phosphate ammoniaco-
magnésien qui prend
naissance en même
temps que lui, se dé-
pose dans ces condi-
tions sous forme de
cristaux absolument
caractéristiques (fig. 10).

La précipitation des phosphates terreux de l'urine
a lieu parfois par la simple ébullition de ce liquide.
Dans ce cas, ces corps étaient maintenus en dissolution par de l'acide carbonique qui, chassé par la
chaleur, a déterminé leur précipitation. Souvent les
débutants dans l'analyse des urines, à la recherche
de l'albumine par la chaleur, se laissent tromper
par cette précipitation des phosphates, lorsqu'ils
chauffent leur urine sans avoir eu la précaution de
l'aciduler au préalable, et sont tentés de prendre le
précipité formé pour de l'albumine. Mais ce précipité, s'il est dû aux phosphates terreux, se dissoudra
par addition à l'urine de quelques gouttes d'acide
acétique ou chlorhydrique, tandis qu'il ne serait pas

modifié s'il était constitué par un coagulum albumineux.

On voit, par ce qui vient d'être dit, la cause et le mode de formation des sédiments de phosphates terreux que l'on observe ordinairement dans les urines devenues alcalines. Quand l'alcalinité de l'urine se déclare à l'intérieur même des voies urinaires, c'est dans celles-ci que s'effectue le dépôt phosphatique en donnant naissance à des calculs, ainsi que nous l'avons déjà dit (§ 15).

52. Variations de l'acide phosphorique. — La quantité d'acide phosphorique (P^2O^5) éliminée en 24 heures par un homme adulte dans les conditions normales, est de 2 gr. 50 en moyenne. Cette quantité, un peu plus faible chez la femme, est encore moindre chez l'enfant, toute proportion gardée. Elle est, au surplus, sujette à des variations assez sensibles dépendant de l'alimentation de l'individu, du travail musculaire ou intellectuel auquel se livre ce dernier. On voit, en effet, l'acide phosphorique augmenter dans l'urine à la suite d'une alimentation purement animale, tandis que sa proportion diminue, au contraire, avec une nourriture végétale.

L'exercice musculaire et l'activité cérébrale, que nous avons vus précédemment avoir une influence marquée sur l'excrétion de l'urée, paraissent jouir d'une action analogue sur l'élimination de l'acide phosphorique.

Dans certaines affections morbides, cette élimination de l'acide phosphorique est sujette à de grandes variations. Dans l'ostéomalacie, dans le diabète sucré, on observe souvent une excrétion exagérée d'acide phosphorique. Dans le *diabète phosphatique* ou *phosphaturie*, affection étudiée par le Dr L. J. Teissier (1), la quantité d'acide phosphorique éliminée peut atteindre des proportions considérables, et dépasser 10 grammes par jour. L'élimination de l'acide phosphorique a encore été signalée comme étant plus active, dans les affections du système nerveux, dans la phtisie au début, dans le rhumatisme chronique. Elle diminue au contraire, en général, dans les maladies fébriles, dans la chlorose, le mal de Bright (2).

Rapport de l'acide phosphorique terreux à l'acide phosphorique alcalin. — Certains cliniciens ont voulu tirer des indications des proportions relatives d'acide phosphorique qu'on trouve combiné dans l'urine, d'une part aux terres, d'autre part aux alcalis ; et ceux qui se sont occupés de cette question admettent en général, qu'à l'état

(1) L. J. Teissier. Du Diabète phosphatique. — Thèse pour le doctorat en médecine. — Paris 1876.
(2) Teissier, loco cit.

normal, le rapport des phosphates terreux aux phosphates alcalins est de un tiers. Sans préjuger de l'intérêt, qu'au point de vue sémiologique, peut présenter l'étude des variations d'un pareil rapport, je me contenterai de signaler ici la difficulté, voire même l'impossibilité, d'obtenir exactement ce rapport avec le procédé jusqu'à présent mis en œuvre à ce sujet. Ce procédé consiste, en effet, à traiter l'urine par de l'ammoniaque jusqu'à réaction fortement alcaline du mélange. Dans ces conditions, une partie de l'acide phosphorique se précipite à l'état de sel tribasique de chaux, et de phosphate ammoniaco-magnésien. Le surplus reste en solution sous forme de phosphate alcalin. Après un certain temps de repos (12 heures environ), on sépare par filtration le précipité du liquide qui le surnage. En dosant, d'une part, l'acide phosphorique contenu dans le précipité, et, d'autre part, l'acide phosphorique resté en solution, on a les deux termes du rapport cherché. Or, avec ce mode de séparation, on voit de suite que l'ammoniaque, en précipitant une partie de l'acide phosphorique contenu dans l'urine, doit modifier l'état des combinaisons de ce dernier. Donnons-en un exemple. Une partie de l'acide phosphorique est-elle dans l'urine à l'état de phosphate bicalcique? L'intervention de l'ammoniaque déterminera la réaction suivante :

$$3\,[(PO^4)^2\,Ca^2H^2] + 6\,Az\,H^3 = 2\,[(PO^4)^2\,Ca^3] + 2\,[PO^4(Az\,H^4)^3]$$

Phosphate bicalcique   Ammoniaque   Phosph. tricalcique   Phosph. d'ammon.

Cette réaction nous montre que sur six molécules d'acide phosphorique terreux mises en jeu, quatre seulement sont précipitées à l'état de phosphate tricalcique, tandis que les deux autres molécules restant en solution sous forme de phosphate d'ammoniaque, seront comptées comme combinées aux alcalis dans l'urine primitive, ce qui est, nous le voyons, parfaitement inexact.

L'intervention de l'ammoniaque est encore cause d'autres erreurs dans l'appréciation du rapport dans lequel l'acide phosphorique est combiné aux terres et aux alcalis. Je ne m'arrête pas plus longuement à cette démonstration, faisant le souhait qu'on trouve, si possible, une méthode plus satisfaisante que celle suivie jusqu'à présent pour la détermination du rapport qui vient de nous occuper, si on veut tenter de tirer quelque indication utile de la connaissance de ce rapport.

53. Dosage de l'acide phosphorique. — On peut le doser en poids, en le précipitant à l'état de phosphate ammoniaco-magnésien ; mais ordinairement on recourt pour ce dosage à la méthode volumétrique, à l'aide du nitrate d'urane ; méthode qui est plus commode et surtout plus rapide que la précédente, quand on a à sa disposition les liqueurs titrées nécessaires. Exposons d'abord cette dernière méthode.

Le dosage à l'urane repose sur les réactions suivantes :

Lorsque dans une solution *acétique* d'un phosphate on verse une solution de nitrate d'urane, il se forme un précipité jaune serin de phosphate d'urane, insoluble dans ces conditions. On reconnaît qu'on a versé une quantité de liqueur d'urane suffisante, et juste suffisante pour la précipitation de tout l'acide phosphorique de la solution, en se servant du ferro-cyanure de potassium qui, mis en contact avec un peu du liquide du vase à précipiter, ne produit aucun effet tant que tout l'acide phosphorique n'a pas été précipité, mais détermine au contraire un précipité rouge brun, aussitôt que la précipitation de l'acide phosphorique est complète, et qu'il se trouve un peu de nitrate d'urane libre dans le mélange.

Les réactifs nécessaires pour le dosage sont :

1° *Solution titrée d'acide phosphorique.*

Phosphate acide d'ammoniaque pur, desséché à 100°   3 gr. 24
Eau distillée Q. S. pour. . . . . 1000 c. c.

ou encore, si on n'a pas à sa disposition de phosphate acide d'ammoniaque.

Phosphate de soude pur, cristallisé, non effleuri. .   10 gr. 085
Eau distillée Q. S. pour . . . . 1000 c. c.

L'une et l'autre de ces solutions renferme 2 gr. d'acide phosphorique (P^2O^5).50 c. c. de solution contiennent 0 gr. 1 d'acide phosphorique.

2° Solution d'acétate de soude.

Acétate de soude cristallisé . . . .   100 gr.
Acide acétique cristallisable . . . .   50 c. c.
Eau distillée Q. S. pour . . . .   1000 c. c.

3° Solution de nitrate d'urane.

Nitrate d'urane pur . . . .   40 gr.

qu'on fait dissoudre dans environ 800 c. c. d'eau distillée. On ajoute à la solution quelques gouttes d'ammoniaque jusqu'à obtention d'un trouble persistant, qu'on fait disparaître ensuite par l'addition de q. s. d'acide acétique (q. q. gouttes). On complète finalement le volume de 1000 c. c. avec de l'eau distillée. Au bout de quelques jours, cette solution a parfois abandonné un léger dépôt; on la filtre.

4° Solution de ferrocyanure de potassium.

Ferrocyanure de potassium . . . .   10 gr.
Eau distillée . . . .   90 gr.

54. Titrage de la solution d'urane. — Dans un vase à précipiter, en verre pouvant aller au feu, on mesure 50 c. c. de la solution titrée de phosphate. On y ajoute 5 c. c. de la solution d'acétate de soude, et on chauffe le mélange au B. M. ou même à feu nu, à une température voisine de l'ébullition. On fait

tomber alors dans le vase à l'aide d'une burette
graduée la solution d'urane, en agitant après chaque
affusion. Vu la composition des solutions employées,
il faudra environ 20 c. c. de la liqueur d'urane pour
précipiter tout l'acide phosphorique contenu dans
la prise d'essai. On pourra donc verser rapidement
et d'un seul trait dans cette dernière, 18 à 19 c. c. de
solution d'urane. Ce terme atteint, on déposera une
goutte du liquide du vase à précipiter sur une sou-
coupe de porcelaine, et on la touchera avec une
baguette de verre trempée dans la solution de ferrocyanure de potassium (1). Si la liqueur d'urane a
été préparée convenablement, il ne se produira rien.
On continuera alors à ajouter de la liqueur d'urane,
mais maintenant par 2 ou 3 gouttes seulement à la
fois, et après chaque addition on répétera l'essai au
ferrocyanure. Quand tout l'acide phosphorique aura
été précipité par la solution d'urane, le moindre
excès de cette dernière qui se trouvera libre dans la
liqueur, sera accusé par un précipité, ou tout au
moins une coloration rouge que déterminera le
contact du ferrocyanure de potassium effectué dans

(1) Pour faciliter cette opération qui doit être renouvelée un
certain nombre de fois au cours du dosage, on dépose à l'avance
avec une baguette de verre trempée dans la solution de ferrocyanure, quelques gouttes de cette solution sur une assiette
préalablement essuyée avec un linge gras, pour l'empêcher de
se mouiller facilement. A chaque essai on touche une goutte
différente de ferrocyanure avec un agitateur imprégné du
mélange en réaction.

les conditions qui viennent d'être indiquées. Il sera
bon de recommencer une seconde fois ce titrage, en
redoublant de précaution à mesure qu'on approchera
du terme de saturation établi dans la précédente
opération, de façon à n'ajouter, une fois tout l'acide
phosphorique précipité, que le plus petit excès
possible de nitrate d'urane nécessaire pour obtenir
la coloration rouge à l'aide du ferrocyanure. Finalement la quantité de liqueur d'urane dépensée dans
la circonstance, et correspondant à 0 gr. 1 d'acide
phosphorique, sera inscrite sur le flacon contenant
cette liqueur. Ce sera le titre de la liqueur.

Toutefois ce titre ne sera pas absolument exact,
et si on veut obtenir un dosage précis, il y aura lieu
de procéder à une correction. Il est évident, en effet,
que dans l'opération précédente, outre la quantité
d'urane nécessaire à la précipitation exacte de l'acide
phosphorique, il a fallu en ajouter un excès suffisant
pour déterminer la réaction sur le ferrocyanure ;
excès qui devra en conséquence être retranché du
précédent résultat pour établir la quantité exacte de
liqueur d'urane nécessaire à la précipitation de
l'acide phosphorique lui-même. Or cet excès est
rendu constant par suite de la précaution prise de se
placer dans des conditions telles qu'on opère toujours sensiblement sur le même volume (75 c. c.).
On peut donc déterminer l'excès en question une fois
pour toutes, en faisant un essai dans les mêmes con-

ditions que précédemment mais sans solution type d'acide phosphorique. La quantité de solution d'urane qu'on est obligé d'ajouter à un mélange de 5 c. c. de solution d'acétate de soude et de 70 c. c. d'eau distillée pour obtenir avec ce liquide et le ferrocyanure la coloration indicatrice, montre la correction à effectuer. Supposons, par exemple, qu'il faille ajouter 3 divisions de burette ou 0 c. c. 3 de solution d'urane au mélange, eau et acétate de soude, pour que celui-ci commence à colorer la solution de ferrocyanure, et que d'autre part il ait fallu tout à l'heure 20 c. c. 7 de la solution d'urane pour précipiter l'acide phosphorique de la prise d'essai, ou plus exactement, pour obtenir la réaction du ferrocyanure. On écrira sur le flacon d'urane :

20 c. c. 4 de liqueur représentent 0 gr. 1 d'acide phosphor.
  1 c. c.   »   0 gr. 0049   »
  0 c. c. 3 à retrancher pour la correction.

Ces 0 c. c. 3 de liqueur d'urane devront donc être retranchés dans tous les essais de la quantité de liqueur qu'on aura dépensée pour une précipitation quelconque d'acide phosphorique.

55. Dosage de l'acide phosphorique dans l'urine. — On procédera à cet effet d'une façon semblable à la précédente. 50 c. c. d'urine filtrée seront mis dans le vase à saturation, additionnés de

5 c. c. de solution d'acétate de soude et chauffés comme pércédemment. — On versera alors goutte à goutte à l'aide d'une burette la solution titrée d'urane jusqu'à ce qu'une goutte du mélange, mise en contact avec le ferrocyanure, donne avec celui-ci la coloration rouge indiquée. La quantité de liqueur d'urane dépensée pour obtenir ce résultat permettra d'établir à l'aide d'un calcul très simple la proportion d'acide phosphorique contenu dans les 50 c. c. d'urine soumis à l'essai. A-t-on employé, en effet, 26 c. c. 5 de solution d'urane pour obtenir la coloration du ferrocyanure indiquant le terme de la réaction ; c'est-à-dire, correction faite, 26 c. c. 2? Puisque 1 c. c. de cette solution représente 0 gr. 0049 d'acide phosphorique, on en conclura que les 50 c. c. d'urine de l'essai contiennent 0 gr. $0049 \times 26,2$, soit 0 gr. 1283 d'acide phosphorique, et qu'un litre d'urine en renferme 0 gr. $1283 \times 20 = 2$ gr. 566.

Pour arriver à un dosage exact, il sera nécessaire, la plupart du temps, de recommencer l'essai une seconde, et même une troisième fois.

56. Virage à la cochenille. — On abrégera sensiblement l'opération précédente et remplaçant comme indicateur le ferrocyanure par la teinture de cochenille. Voici comment on utilisera ce dernier réactif indiqué par M. Ch. Malot pour le dosage de l'acide phosphorique en général, et appliqué par Mercier au cas particulier de l'urine (1).

La prise d'essai d'urine (50 c. c.) sera additionnée, cette fois, de 1 ou 2 c. c. seulement de la solution d'acétate de soude, puis de douze à quinze gouttes de teinture de cochenille. On chauffera dans le voisinage de l'ébullition, puis on versera peu à peu dans la liqueur chaude, la solution titrée d'urane. Les gouttes de celle-ci, en tombant dans l'urine, détermineront aux points de contact des taches vert olive qui disparaîtront par l'agitation. Lorsqu'on approchera du point de saturation, la coloration du mélange cessant d'être rougeâtre passera pendant quelques instants au gris sale, puis deviendra vert olive au moment précis où la précipitation de l'acide phosphorique sera terminée. Il ne restera plus alors qu'à lire sur la burette la quantité de liqueur d'urane dépensée, sans qu'il y ait, cette fois, de correction à faire, comme avec le ferrocyanure de potassium.

Certaines urines, surtout quand elles sont très colorées, se refusent à donner des résultats satis- faisants avec le procédé Malot-Mercier. En présence de ces urines, on aura toujours la ressource d'employer le procédé à la touche et au ferrocyanure.

Urines albumineuses. — Quand on aura à doser l'acide phosphorique dans une urine renfermant de

(1) Union Pharmaceutique, 1887, pag. 150, 203, 229.

l'albumine, on devra au préalable éliminer cette dernière au moyen de l'ébullition, si on veut s'assurer un dosage exact (§ 68).

57. Dosage par précipitation. — Pour doser l'acide phosphorique par ce procédé on mesurera dans un vase à précipiter 50 c. c. d'urine filtrée que l'on additionnera d'un mélange de sulfate de magnésie, de chlorhydrate d'ammoniaque et d'ammoniaque caustique, jusqu'à cessation de précipité. Ce mélange bien limpide, désigné communément sous le nom de mixture magnésienne, aura été préparé à l'avance en prenant : sulfate de magnésie cristallisé 1 partie, chlorhydrate d'ammoniaque 1 partie, ammoniaque concentrée 4 parties, eau distillée 8 parties (1). Quatre à cinq centimètres cubes de mixture magnésienne seront, dans la plupart des cas, plus que suffisants pour précipiter tout l'acide phosphorique contenu dans la prise d'essai. Après le mélange exact des deux liquides effectué en agitant simplement le vase à précipiter, on couvrira ce dernier et on l'abandonnera à lui-même pendant au moins 12 heures. Au bout de ce temps on décantera le liquide limpide sur un petit filtre sans plis dont le poids de cendres sera connu. Les premières parties filtrées seront additionnées de mixture magnésienne

(1) La solution étant faite, il sera bon de la laisser reposer un jour ou deux avant de la filtrer.

et d'un peu d'ammoniaque, afin de s'assurer que la précipitation est complète et qu'aucun trouble ne se produit plus, même après quelque temps et après agitation du mélange avec une baguette de verre. On terminera alors la filtration du liquide décanté, puis le précipité sera lavé avec un mélange de 1 partie d'ammoniaque et de 3 parties d'eau distillée, jusqu'à ce que les eaux de lavage filtrées et acidulées par l'acide azotique ne troublent plus une solution de nitrate d'argent. On évitera de prolonger inutilement les lavages, le phosphate ammoniaco-magnésien n'étant pas absolument insoluble dans l'eau ammoniacale. Le précipité recueilli finalement sur le filtre sera desséché à l'étuve.

La dessiccation terminée, on séparera le plus possible le précipité du filtre, et on incinérera ce dernier dans une capsule de porcelaine, ou mieux de platine tarée, ou encore mieux, en le tenant suspendu dans la flamme d'une lampe à alcool à l'aide d'un fil de platine, ainsi qu'il a déjà été indiqué à propos du dosage pondéral du chlorure de sodium (§ 47). Dans ce dernier mode d'incinération, le résidu plus ou moins charbonneux obtenu sera déposé dans la capsule tarée et mouillé d'une goutte ou deux d'acide azotique. Si l'incinération a eu lieu à même la capsule, on laissera refroidir celle-ci avant de verser l'acide azotique. On chauffera ensuite doucement la capsule; puis toute trace de liquide ayant disparu, on la portera progressivement jusqu'au rouge. On brûlera ainsi les traces de charbon restant dans le résidu du filtre.

La capsule retirée du feu, on y ajoutera alors le précipité lui-même, et le tout sera porté peu à peu au rouge que l'on maintiendra quelques instants.

Le contenu de la capsule refroidie doit être parfaitement blanc. Comme il n'en est ordinairement pas ainsi, et que le précipité présente souvent alors une couleur grisâtre plus ou moins foncée, on l'imbibera de quelques gouttes d'acide azotique, on séchera avec précaution pour éviter les projections et on portera de nouveau au rouge. Après refroidissement de la capsule (de préférence sous l'exsiccateur) on la pèsera. Déduction faite de sa tare et des cendres du filtre, on aura finalement le poids du précipité lui-même, transformé par la calcination en pyrophosphate de magnésie. Ce poids multiplié par 0,6396 donnera celui de l'acide phosphorique contenu dans les 50 cent. cub. d'urine employée. En multipliant encore par 20 le chiffre obtenu, on aura le poids d'acide phosphorique correspondant à 1 litre d'urine.

Ce mode de dosage mis en œuvre en précipitant directement l'acide phosphorique au sein de l'urine donne des résultats toujours trop faibles, dont l'erreur peut atteindre quelquefois 10 %. Pour obtenir des résultats tout-à-fait exacts, il

faudra d'abord neutraliser l'urine à l'aide d'une
solution de potasse ou de soude, puis l'additionner
de 5 à 6 gr. de nitrate de potasse pur, l'évaporer
à siccité, et fondre ensuite le mélange ainsi
qu'il a été précédemment indiqué à propos du
dosage du chlorure de sodium (§ 46). Le résidu
repris à chaud par l'eau aiguisée d'acide azotique
donnera une solution qui, après filtration et
refroidissement, sera traitée par la mixture magnésienne ainsi qu'il a été dit à propos de l'urine
elle-même.

Dans cette dernière façon de procéder, en
raison de l'acidité plus ou moins grande de la
solution, il sera bon, après addition de la
mixture magnésienne, d'ajouter au mélange plusieurs centimètres cubes d'ammoniaque.

Acide sulfurique

58. L'acide sulfurique contenu dans l'urine s'y
trouve à l'état de sulfates alcalins (de soude et
de potasse). Une petite quantité s'y rencontre
aussi, à l'état normal, en combinaison avec des
phénols sous forme d'acides sulfoconjugués.

La quantité d'acide sulfurique éliminé chaque
jour par un sujet en bonne santé, varie entre
2 et 3 grammes. Cette quantité sera augmentée

par l'ingestion des sulfates et des autres combinaisons sulfurées, dont le soufre peut être transformé dans l'organisme en acide sulfurique.

Si on voulait se rendre compte de la quantité
d'acide sulfurique contenu dans ' une urine, on
doserait cet acide en le précipitant à l'état de
sulfate de baryte, et en suivant à cet effet les
indications classiques de la chimie analytique.
Pour cette opération, une prise d'essai de 50 à
100 cent. cub. d'urine serait convenable.

Chaux et Magnésie

59. Ces bases se trouvent dans l'urine à l'état
de phosphates, et sans doute aussi de sulfates.

60. Dosage. — On effectuera simultanément
le dosage des deux bases terreuses de la façon
suivante :

Selon son degré de concentration, on prendra
100 ou 200 c. c. de l'urine préalablement filtrée
qu'on introduira dans un vase à précipiter. On
l'additionnera d'ammoniaque jusqu'à apparition
d'un précipité franc que l'on redissoudra ensuite
à l'aide d'acide acétique versé en léger excès.
On traitera alors le mélange par un excès
d'oxalate d'ammoniaque en solution, et on laissera

déposer dans un endroit chaud pendant 10 ou 12 heures. Au bout de ce temps, la liqueur limpide surnageant le précipité d'oxalate de chaux formé sera décantée sur un petit filtre sans plis, de préférence lavé préalablement à l'acide chlorhydrique pour le débarrasser de sa chaux, et laissant à l'incinération un poids de cendres connu. Après avoir décanté tout le liquide, on lavera bien, à plusieurs reprises, le précipité avec de petites portions d'eau chaude qui iront rejoindre, en passant aussi sur le filtre, le liquide primitif. Finalement, les eaux de lavage n'entraînant plus rien, on fera passer sur le filtre le précipité lui-même.

Tandis que le précipité d'oxalate de chaux sera mis à sécher à l'étuve, on s'occupera de précipiter à son tour la magnésie contenue dans le liquide filtré. À cet effet, ce dernier sera additionné d'un peu de phosphate de soude puis d'ammoniaque jusqu'à réaction alcaline et abandonné ensuite au repos, pendant lequel la magnésie se précipitera à l'état de phosphate ammoniaco-magnésien.

Au bout de 12 heures on poursuivra l'opération en se conformant exactement à ce qui a déjà été dit à propos du dosage de l'acide phosphorique à l'état de phosphate ammoniaco-magnésien (§ 57). Cette fois-ci, par exemple, le poids de pyrophosphate de magnésie obtenu sera multiplié, non plus par 0,6396,

ce qui fournissait précédemment la teneur en acide
phosphorique, mais par 0,3604, ce qui nous donnera
la quantité de magnésie cherchée.

Cette opération terminée, on reviendra au dosage
de la chaux. Le précipité d'oxalate de chaux desséché
sera mis dans une petite capsule tarée, de préférence
en platine, et calciné après avoir été additionné des
cendres du filtre incinéré à part, comme nous avons
appris précédemment à le faire (§ 47). La calcination maintenue au rouge vif pendant quelques
minutes, transformera l'oxalate de chaux en chaux
caustique qu'on pèsera après refroidissement sous
l'exsiccateur.

Si l'opérateur ne dispose pas d'un moyen de
chauffage suffisamment énergique pour assurer la
transformation complète de l'oxalate de chaux en
chaux caustique, il sera préférable de transformer
cet oxalate, soit eu carbonate, soit en sulfate de
chaux. Dans le premier cas, après avoir chauffé au
rouge l'oxalate, et l'avoir ainsi transformé en un
mélange de carbonate de chaux et de chaux caustique, on laissera refroidir puis on humectera le
contenu de la capsule avec quelques gouttes de carbonate d'ammoniaque. On évaporera avec précaution à siccité, puis on chauffera au rouge naissant
pendant huit ou dix minutes (lampe à alcool). On
laissera refroidir sous l'exsiccateur puis on pèsera.
Déduction faite des cendres du filtre, le poids du

carbonate de chaux obtenu multiplié par 0,56
donnera le poids de chaux que renfermait la prise
d'essai urinaire.

Après la pesée on devra s'assurer qu'il ne s'est
pas formé de chaux vive pendant la dernière calcination. Le contenu de la capsule bien blanc ne devra
pas bleuir un papier de tournesol rouge humecté
d'eau et mis en contact avec lui. S'il en était autrement, on devrait recommencer le traitement au carbonate d'ammoniaque, et, chauffer, cette fois, un
peu moins fortement.

On opérera plus rapidement et en même temps
avec plus de certitude d'exactitude, en changeant
l'oxalate en sulfate. A cet effet, après incinération
du filtre, et calcination sans précaution spéciale de
l'oxalate de chaux, on imbibe fortement celui-ci
avec de l'acide sulfurique pur, ou bien une solution
concentrée de sulfate d'ammoniaque, on dessèche à
une douce chaleur pour éviter les projections, puis
on porte au rouge la capsule. Après refroidissement
sous l'exsiccateur, le sulfate de chaux obtenu est
pesé. Son poids multiplié par 0,4118 donne celui de
la chaux qu'il renferme.

Même remarque au sujet des deux dosages ci-
dessus, qu'à propos du dosage de l'acide phosphorique en poids (§ 57), à savoir : qu'au lieu d'opérer
directement sur l'urine, on obtiendra des résultats

bien plus satisfaisants en incinérant au préalable celle-ci en présence du nitrate de potasse, reprenant les cendres par l'eau aiguisée d'acide acétique, et effectuant sur la solution ainsi obtenue, les opérations précédemment décrites.

Toxicité de l'urine

61. Avant d'abandonner le chapitre de l'urine normale, disons un mot de son pouvoir toxique.

Indépendamment des éléments principaux dont nous venons de parler, l'urine renferme une foule d'autres corps, la plupart, en quantités extrêmement petites, et dont un certain nombre, de nature alcaloïdique, jouissent de propriétés toxiques bien caractérisées. On a désigné ces dernières sous le nom de *Leucomaïnes*. Que l'urine qui sert de véhicule à ces poisons hors de l'organisme vienne à n'être plus excrétée pour une raison quelconque, ces poisons iront s'accumulant dans le sang, et produiront les phénomènes d'intoxication improprement désignés, ainsi que nous l'avons déjà dit, sous le nom d'urémiques (§ 22).

D'après le professeur Bouchard, l'homme sain met en moyenne *2 jours et 4 heures* pour fabriquer une quantité de poison urinaire capable de le tuer lui-même, si ce poison n'était pas éliminé.

Le même auteur a observé que les urines de la
veille sont plus toxiques que celles du sommeil, et
que cette toxicité augmente encore au cours de
certaines affections pathologiques. Dans les affections fébriles, dans celles du système nerveux,
et surtout au cours des maladies infectieuses, les
alcaloïdes dont nous venons de parler s'accumulent
dans les urines, et en augmentent sensiblement
l'activité toxique. Par contre, dans les maladies du
rein où cet organe ne fonctionne plus que très
imparfaitement et où, par suite. la dépuration
urinaire est plus ou moins entravée, on rencontre
des urines dont le pouvoir toxique est considérablement amoindri. Chez les gens atteints de
néphrite interstitielle, notamment, la toxicité de
l'urine est parfois réduite presque à néant.

CHAPITRE III

Eléments anormaux de l'urine

62. Les éléments anormaux que l'on peut rencontrer dans l'urine sont de deux sortes : les uns *pathologiques* (matières albuminoïdes, sucres, sang, bile, pigments divers, graisses, cholestérine, leucine, tyrosine, cystine, acétone, etc.), les autres *accidentels*. Ces derniers proviennent des aliments, de l'ingestion de certains médicaments, de poisons. Je ne parlerai que des principaux de ces différents éléments, de ceux qui ont un intérêt immédiat pour le médecin, et qu'on peut caractériser dans l'urine à l'aide d'opérations très simples.

I. ÉLÉMENTS PATHOLOGIQUES DE L'URINE

1. Matières albuminoïdes

63. Les matières albuminoïdes qui peuvent passer dans les urines sont : *la sérine, les globu-*

lines, la fibrine, les protéoses (propeptones et peptones). Tantôt on n'y trouve qu'un seul de ces éléments, tantôt ils sont associés en proportions variables. A ces albuminoïdes proprement dits, on doit joindre la *mucine*, qui, d'après certains auteurs, est contenue en très minime proportion dans l'urine normale.

Albumine proprement dite

(Sérine)

64. L'albumine que l'on rencontre le plus souvent dans l'urine est identique avec l'albumine du sérum, *la Sérine*. C'est elle que nous allons prendre comme type pour résumer l'histoire chimique de l'albuminurie.

Albuminurie. — La présence de l'albumine dans l'urine a toujours été considérée comme l'indice d'un état pathologique. Cependant on trouve des personnes dans l'urine desquelles ont est à même de constater pendant longtemps la présence de petites quantités d'albumine (0,10 — 0,20 — 0,30 centigrammes par 24 heures), sans que la santé de ces personnes paraisse autrement s'en ressentir; si bien que certains auteurs admettent une *albuminurie physiologique*.

Nombre de maladies donnent lieu au passage de l'albumine dans l'urine. Parmi celles-ci on peut citer : les maladies du rein (néphrites, dégénérescence amyloïde, etc.); celles qui entraînent des troubles de la circulation avec stase sanguine (affections cardiaques, tumeurs qui exercent une compression mécanique sur les veines, utérus gravide agissant dans le même sens); les maladies infectieuses (pneumonie, fièvre typhoïde, scarlatine, diphtérie, éclampsie); certaines formes du diabète; l'anémie profonde; les empoisonnements graves par le plomb, le mercure, le phosphore, l'arsenic; les inhalations chloroformiques; les grands traumatismes.

Lorsque l'urine sera mélangée de sang ou de pus, elle renfermera encore de l'albumine, provenant de ces éléments. Mais dans ce cas la quantité d'albumine sera en général minime, et l'urine contiendra en même temps des globules sanguins ou des leucocytes. Toutefois la présence dans l'urine de ces éléments figurés ne pourra pas suffire à expliquer la présence simultanée de l'albumine dans ce liquide. Si cette dernière existe en quantité notable, alors que l'urine ne renferme que relativement peu de globules sanguins ou de leucocytes, on devra en conclure qu'on se trouve en présence d'une albuminurie véritable.

La quantité d'albumine qu'on rencontre dans

les urines pathologiques peut varier de quelques décigrammes à 25 et même 30 grammes par jour. Le plus souvent cette quantité ne dépasse pas 4 ou 5 grammes. C'est exceptionnellement qu'elle atteint et dépasse 20 grammes dans les 24 heures.

65. Recherche de l'albumine. — Un certain nombre de procédés ont été indiqués pour déceler la présence de l'albumine dans l'urine. Nous n'en mentionnerons que deux ici, les plus simples et en même temps les plus exacts. Ils reposent sur l'emploi de l'acide nitrique et de la chaleur.

Les urines albumineuses donnent, par l'agitation, une mousse abondante et qui persiste longtemps. Leur couleur est généralement pâle, et leur transparence souvent troublée par la présence d'éléments morphologiques en suspension. Comme toutes les réactions qui permettent de déceler l'albumine reposent sur la formation d'un louche ou d'un précipité, il est indispensable d'opérer avec une urine limpide. On devra donc filtrer toute urine trouble avant de procéder à la recherche proprement dite de l'albumine.

66. Recherche à l'aide de l'acide nitrique. — 15 ou 20 centimètres cubes d'urine à examiner sont mis dans un tube à essais ou dans un verre à expériences et additionnés goutte à goutte d'acide nitrique ordinaire. Si l'urine est albumineuse, les premières gouttes d'acide donnent naissance à un précipité blanc que l'agitation fait disparaître, mais qui finit par devenir persistant à mesure qu'on ajoute plus d'acide. Toutefois, il est essentiel de ne pas ajouter une trop grande quantité d'acide nitrique, car, lorsque la proportion d'albumine est faible, on assiste à une redissolution du précipité sous l'influence de l'excès du réactif. Pour obtenir le résultat voulu, un volume d'acide égal au dixième de celui de l'urine sera en général suffisant, et ne devra guère être dépassé.

Employé, même avec soin, de la façon qui vient d'être indiquée, le procédé à l'acide nitrique peut laisser passer inaperçue l'albumine, quand la proportion de celle-ci est faible. On augmente la sensibilité du procédé en opérant de la façon suivante : quelques centimètres cubes d'acide nitrique sont déposés au fond d'un verre à expériences, puis on fait arriver sur l'acide une quantité un peu plus considérable de l'urine en versant celle-ci avec précaution, et en suivant les bords du vase, de façon à ce qu'il y ait le moins possible mélange des deux liquides. Si la proportion d'albumine est un peu notable, il se forme de suite un anneau blanc opaque au point de séparation des deux liquides. La formation de cet anneau met d'autant plus de temps à se produire que la quantité d'albumine est plus faible, et il faut attendre à cet effet parfois jusqu'à 5 ou 6 minutes.

Cependant l'emploi de l'acide nitrique comporte des causes d'erreur qu'il est utile de signaler. Dans la première façon de procéder avec ce réactif on peut méconnaître la présence dans l'urine d'une petite quantité d'albumine qui se trouve redissoute, avons-nous dit. Dans le second mode opératoire, lorsque l'urine sera riche en urates ou en urée, il pourra se produire un précipité d'acide urique, ou encore d'azotate d'urée, susceptible d'en imposer à un œil peu exercé et de faire croire à la présence d'albumine. Dans l'un et l'autre cas on fera disparaître le précipité par l'intervention de la chaleur ou par l'addition d'une quantité d'eau suffisante. Mais on pourra bien faire disparaître aussi de cette façon le précipité albumineux, si c'était à lui qu'on eût affaire, et ce sont là, en somme, des inconvénients sérieux de l'emploi de l'acide nitrique, quand on ne se trouve en présence que de très peu d'albumine. Enfin, si l'urine renferme des acides résineux, comme cela a lieu ordinairement à la suite de l'usage des préparations de térébenthine, de copahu, de santal (1), etc.,

---

(1) L'essence de santal du commerce n'est jamais pure et renferme presque toujours de la térébenthine.

l'acide nitrique versé dans cette urine donnera un précipité blanchâtre ou un louche, pouvant faire croire encore à la présence de l'albumine. Dans ce cas, l'addition d'une certaine quantité d'alcool fera disparaître le précipité.

67. Recherche à l'aide de la chaleur. — La coagulation de l'albumine par la chaleur en liqueur *acide*, donne de meilleurs résultats que l'acide nitrique, et c'est toujours à ce mode de recherche qu'on devra recourir quand on aura lieu de supposer qu'on ne se trouve en présence que de très petites quantités d'albumine.

On opère de la façon suivante :

On remplit d'urine aux deux tiers un tube à essais, et, quand même cette urine aurait déjà une légère réaction acide, on l'additionne de une ou deux gouttes d'acide acétique, de façon que cette acidité soit bien franche au papier de tournesol (précaution indispensable, car l'albumine ne se coagule pas en liqueur *alcaline*). Ensuite, on chauffe le tube à l'aide d'une lampe à alcool, de préférence dans la partie supérieure seulement, ainsi que l'indique la figure 11. On tient le tube par l'ex-

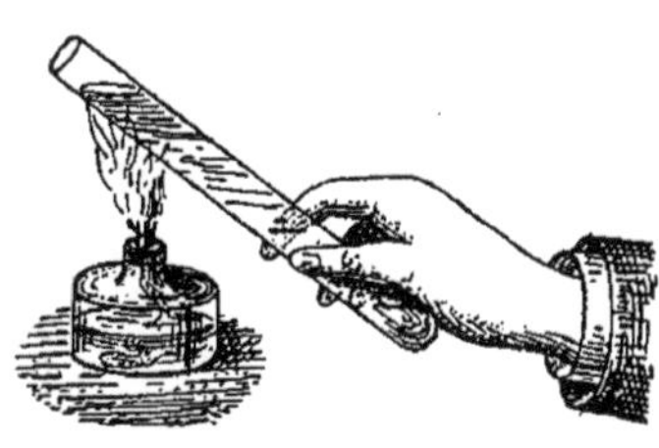
Fig. 11.

trémité inférieure, dont la température a à peine

varié, alors que le liquide dans la partie supérieure est déjà entré en ébullition. On chauffe jusqu'à ce que cette ébullition commence à se produire, bien que celle-ci ne soit pas nécessaire, l'albumine se coagulant bien avant la température de cette ébullition ; mais on est ainsi bien sûr d'avoir complété le coagulum albumineux, ce qui a son importance quand on ne se trouve en présence que d'une très petite quantité d'albumine. De plus, la précaution prise de ne chauffer le tube que dans sa partie supérieure rend encore la réaction plus sensible. En présence de très peu d'albumine, en effet, au lieu d'un coagulum, il ne se produit qu'un trouble de la partie liquide chauffée, et la partie sous-jacente, restée froide et limpide, facilite, par le contraste qu'elle présente, la constatation du trouble en question.

Certains expérimentateurs préfèrent n'ajouter l'acide acétique qu'après avoir porté le liquide à l'ébullition. Si cette dernière n'a pas déterminé de coagulum, on voit alors celui-ci se produire sous l'influence du réactif et augmenter s'il avait déjà commencé à se former. D'autre part, l'addition d'acide acétique dans ces conditions peut faire disparaître, au contraire, un précipité formé dans l'urine primitive sous l'influence de la chaleur seule. Dans ce cas, on n'a pas affaire à de l'albumine, et voici ce qui s'est produit : la chaleur a chassé de l'urine l'acide carbonique qui tenait en dissolution des phosphates terreux, et ceux-ci se sont précipités. Comme ils sont solubles dans l'acide acétique, l'addition de ce réactif les fait rentrer en dissolution, tandis que le précipité observé disparaît.

Au lieu d'acide acétique, on emploie parfois l'acide nitrique; mais dans ce cas il faut avoir bien soin de ne faire intervenir ce dernier acide que *lorsque l'urine aura été d'abord portée à l'ébullition.* Si, en effet, on acidifie une urine avec de l'acide nitrique et qu'on la chauffe ensuite, cette urine, bien qu'albumineuse, ne présentera pas le moindre coagulum, le moindre trouble; elle n'en deviendra, au contraire, que plus limpide. Toutefois certaines urines traitées de la sorte et abandonnées à elles-mêmes, laissent précipiter leur albumine au bout d'un temps plus ou moins long; mais dans ces conditions mêmes, l'albumine a les plus grandes chances d'échapper à l'observation de celui qui la recherche.

Si dans la réaction que je viens de décrire, on donne la préférence à l'acide acétique sur l'acide nitrique, ce que je conseille, on ne devra employer que la quantité d'acide acétique nécessaire pour déterminer une acidité franche de l'urine à examiner. Un excès un peu sensible de cet acide s'opposerait, en effet, à la coagulation de l'albumine (1).

(1) Si on a à sa disposition de l'acide trichloracétique, on fera bien, suivant le conseil de M. Boymond, de substituer ce dernier

68. Dosage de l'albumine. — Le procédé auquel on recourt ordinairement pour ce dosage consiste à coaguler l'albumine soit par la chaleur, soit par un autre moyen, à recueillir le coagulum formé, puis après l'avoir lavé et desséché, à le peser. Je n'indiquerai ici que la méthode consistant à produire le coagulum albumineux à l'aide de la chaleur. C'est la façon de procéder la plus simple, et en même temps la plus exacte.

L'urine, qu'elle soit déjà acide ou non, est additionnée tout d'abord d'acide acétique ou mieux, d'acide trichloracétique de façon à présenter une réaction franchement acide, puis, au bout de quelques instants, on la jette sur un filtre, pour obtenir un liquide bien limpide. Suivant la richesse de l'urine en albumine, on mesure alors de 25 à 100 cent. cub. du liquide filtré, de façon à ce que le poids de l'albumine sèche qu'on aura finalement à peser ne dépasse pas 0,30 à 0,40 centigr. Si la quantité d'urine mise en œuvre est inférieure à 100 c. c., on complètera ce volume avec de l'eau distillée; de même que, si l'urine paraissait très

à l'acide acétique pour acidifier l'urine (solution aqueuse au quart d'acide trichloracétique). On évitera ainsi de s'exposer à redissoudre une variété d'albumine rencontrée dans l'urine et autres liquides de l'organisme par différents expérimentateurs (Marsault, Languepin, G. Patein), variété d'albumine dont le coagulum jouit de la propriété d'être redissous par une très petite quantité d'acide acétique, tandis que l'acide trichloracétique ne détermine pas ce phénomène.

pauvre en albumine, on devrait porter la prise d'essai à 200 et même 300 cent. cubes.

La quantité d'urine jugée nécessaire ayant été placée dans une capsule de porcelaine, on chauffe celle-ci avec précaution, de façon à porter lentement à l'ébullition le liquide qu'elle contient, et on a soin, pendant ce temps, de remuer constamment avec une baguette de verre pour diviser le coagulum qui se forme et l'empêcher, d'autre part, d'adhérer aux parois de la capsule. L'urine, une fois en ébullition, y est maintenue pendant une demi-minute environ, après quoi on fait tomber le liquide sur un double filtre, dont les deux feuillets tarés ont exactement le même poids. Lorsque toute l'urine qui baignait le coagulum a filtré, on lave la capsule avec un peu d'eau distillée, on en détache les dernières parcelles du précipité, et le tout est encore versé sur le filtre. On lave ensuite le précipité sur le filtre, à plusieurs reprises à l'eau chaude, puis finalement avec un peu d'alcool concentré. Après ces opérations, le coagulum albumineux doit être bien blanc. Le filtre, une fois bien égoutté, est retiré avec précaution de l'entonnoir, étalé (replié seulement en deux) et essoré fortement entre deux feuilles de papier à filtrer, de façon à aplatir le plus possible la matière. Grâce à cette précaution, la dessiccation se fait très rapidement à l'étuve, où on porte ensuite le filtre. Après avoir maintenu celui-ci pendant quelque temps à la température de 100°, on sépare les deux feuillets qui le constituent et on place chacun de ceux-ci sur un des plateaux de la balance d'analyse. La différence de poids des deux filtres représente le poids de l'albumine de l'urine mise en expérience. Il est facile, d'après ce poids, de calculer celui de l'albumine contenue dans l'urine totale ou dans un litre de ce liquide, suivant le résultat qu'on a besoin de connaître.

69. Il existe un autre procédé de dosage de l'albumine qui eut à un moment donné beaucoup de succès auprès des médecins à l'intention desquels il avait été imaginé, car il est d'une exécution on ne peut plus simple qui permet au praticien de l'employer dans la chambre même de son malade. C'est le procédé dit *des dépôts*, imaginé par Esbach. Malheureusement ce procédé, en tant que procédé de dosage, ne vaut absolument rien ; il donne la plupart du temps des résultats de la plus haute fantaisie, et on ne peut songer à l'employer pour se renseigner, même approximativement, sur la teneur d'une urine en matières albuminoïdes. Mais si le médecin veut, non plus connaître la quantité d'albumine que renferme une urine, mais savoir si cette quantité augmente ou diminue sensiblement dans une même urine à quelques jours d'intervalle, la méthode d'Esbach peut dans ce cas lui rendre quelques services, et c'est à ce dernier titre que je vais la décrire rapidement.

Dans cette méthode l'albumine est coagulée à l'aide d'une solution d'acide picrique préparée de la façon suivante :

```
Acide picrique . . . . . . . . . . .   1 gr.
Acide citrique. . . . . . . . . . . .   2 gr.
Eau  Q. S. pour. . . . . . . . . . . 100 c.c.
```

Un tube gradué d'un façon spéciale (*Albumi-nimètre*), porte une première division jusqu'à laquelle on le remplit d'urine limpide et acide. On ajoute ensuite de la solution picrique jusqu'au second trait. On bouche le tube avec le pouce et on le retourne douze fois sur lui-même pour bien effectuer le mélange des liquides. L'appareil est ensuite fermé avec un bouchon, puis placé bien verticalement sur un support. On le laisse dans cette position juste pendant vingt-quatre heures, temps au bout duquel on relève sur une échelle gravée à la partie inférieure du tube, la hauteur du dépôt formé. Les divisions de l'échelle couvertes par ce dépôt ont la pré-tention de représenter chacune un gramme d'albumine par litre de l'urine essayée. Dans le cas où nous nous sommes placés, ces divisions permettent simplement à l'expérimentateur de noter le volume du dépôt formé. Puis, si huit jours après, par exemple, il recommence son opération dans les mêmes conditions, avec la même urine, ayant la même densité que la première fois, suivant que le nouveau volume de dépôt constaté sera supérieur ou inférieur au premier, il sera autorisé à conclure que l'albumine a augmenté ou diminué dans l'urine depuis le premier examen. Mais c'est là, je crois, tout ce qu'on peut demander à la méthode du Dr Esbach.

Globuline

70. La globuline accompagne très souvent la sérine dans l'urine. Assez rarement, au contraire, on la trouve seule, en l'absence de la sérine (*globulinurie*). — Les plus fortes proportions de cette substance ont été constatées par Sénator dans des cas de dégénérescence amyloïde des reins, de néphrite aiguë, et de catarrhe vésical.

La globuline de l'urine paraît constituée par les deux globulines du plasma sanguin (§ 128), c'est-à-dire par la *sérumglobuline* (*paraglobuline, hydropisine*), et par la *substance fibrinogène* : cette dernière en proportion beaucoup moindre que la précédente.

La globuline est précipitée en même temps que la sérine, par les procédés que nous avons indiqués pour déceler l'albumine dans une urine.

Quand on voudra différencier ou séparer la globuline de la sérine dans ce même liquide, on mettra à profit la propriété que possède la globuline d'être précipitée à froid par le sulfate de magnésie ou le sulfate d'ammoniaque ajoutés à saturation ; la sérine restée en solution sera précipitée par la chaleur.

Si on voulait doser la globuline en présence de la sérine, le mieux serait de procéder par différence. On doserait d'abord l'albumine totale, puis la sérine, après avoir éliminé la globuline à l'aide du sulfate de magnésie. La différence entre les deux résultats obtenus représenterait la globuline.

A cet effet, après avoir prélevé deux prises d'essai d'urine semblables et avoir fait à l'aide de la première un dosage de l'albumine totale, par coagulation à chaud, on alcaliniserait la deuxième prise d'essai par l'ammoniaque, puis on la filtrerait pour séparer les phosphates terreux précipités. On additionnerait ensuite la liqueur limpide de sulfate de magnésie en poudre jusqu'à saturation, c'est-à-dire jusqu'à ce qu'il restât un petit excès de sel non dissous. Le vase renfermant le mélange serait alors abandonné à lui-même pendant 12 heures au moins ; temps au bout duquel on filtrerait son contenu pour séparer le précipité formé, ainsi que le sulfate de magnésie non dissous. Après un léger lavage du dépôt resté sur le filtre,

il ne resterait plus qu'à aciduler légèrement à l'aide
de l'acide acétique le filtratum, puis à chauffer
ce dernier jusqu'à l'ébullition pour coaguler la
sérine dont on effectuerait le dosage comme ci-
dessus.

Fibrine

71. La fibrine peut apparaître dans l'urine :
dans les hémorrhagies des voies urinaires, par
exemple, à la suite d'un empoisonnement par
les cantharides, et dans la chylurie. Elle se coagule quelquefois, déjà dans la vessie, ou seulement après l'émission de l'urine, et forme soit
un précipité gélatineux, soit des filaments solides,
soit des flocons.

Pour reconnaître la fibrine dans ces conditions, on filtre l'urine sur une toile et on lave à
l'eau le coagulum resté sur la toile. Ce coagulum
insoluble dans l'eau pure, se gonflera beaucoup
sans se dissoudre dans l'eau additionnée de 2 à
4 0/00 d'acide chlorhydrique. Si sa formation est
récente, il se dissoudra en partie et lentement
dans une solution de sel marin au $1/10^{me}$, ainsi
que dans l'eau légèrement alcalinisée.

Protéoses

72. Les Protéoses, substances non coagulables
par la chaleur, produites par l'action du suc gas-

trique ou du suc pancréatique sur les albuminoïdes naturels se divisent en deux groupes : *les protéoses vraies* et *les peptones*. Dans le 1er groupe figurent les albuminoïdes qu'on appelait, il y a quelques années encore : *propeptones (hémialbuminoses)* et qui, sous ce nom, ont été signalés dans les urines pathologiques par différents expérimentateurs (Bence-Jones, Kühne, Leube, etc.). Les propeptones, produits de transformation de l'albumine précédant les peptones, ont de grandes analogies avec ces dernières dont elles diffèrent très peu au point de vue de leurs réactions chimiques. La différence essentielle consiste dans la précipitation des propeptones par le sulfate d'ammoniaque ajouté à saturation, tandis que les peptones restent en solution dans les mêmes conditions. Nous confondrons la recherche de ces deux groupes d'albuminoïdes.

73. Peptones. — Les peptones sont les produits définitifs du dédoublement des albuminoïdes par les ferments digestifs aidés des acides ou des sels alcalins. Elles sont caractérisées par leur incoagulabilité par la chaleur, leur grande solubilité dans l'eau et même l'alcool affaibli, leur non-précipitation par l'acide nitrique, le sulfate de magnésie, qui précipitent au contraire, nous l'avons vu, la sérine et la globuline. Le réactif de Tanret

(iodure de mercure et de potassium) précipite les
peptones à froid, comme il le fait pour l'albumine
proprement dite, mais le précipité se redissout
par la chaleur ou par l'addition d'alcool, ce qui
n'a pas lieu avec l'albumine (1).

La peptone que l'on retrouve dans l'urine
est identique à celle des collections purulentes
(Hofmeister-Maixner). Elle provient de la destruction des leucocytes et passe dans l'urine à la
suite de l'accumulation de pus en grande quantité
en un point quelconque de l'organisme. C'est ainsi
qu'on a vu sa présence coexister avec des abcès
profonds (affections osseuses suppuratives), des
exsudats pleurétiques et péritonéaux purulents. On
a encore constaté la peptonurie dans la pneumonie,
les embolies, les cancers du tube digestif et du
foie, la fièvre typhoïde, la variole, la scarlatine,
l'érysipèle, la méningite tuberculeuse, l'infection
puerpérale, etc.

74. Recherche des peptones. — Quand les
peptones se trouvent dans l'urine en quantité
notable (3 à 4 0/00) et qu'en même temps ce liquide
n'est pas trop coloré, on peut constater assez facilement leur présence à l'aide de réactions simples,
effectuées sur l'urine elle-même. Mais si cette
quantité est faible, il est indispensable de séparer

(1) Cette réaction des peptones est commune aux alcaloïdes.

au préalable les peptones de l'urine pour pouvoir les caractériser ensuite.

Avant de commencer la recherche proprement dite des peptones, il est nécessaire de s'assurer que l'urine est complètement exempte d'albumine. S'il en était autrement, il faudrait d'abord éliminer cette dernière, qui donne elle-même les réactions de la peptone.

A cet effet on pourra recourir à la méthode indiquée par Hofmeister : 100 c. c. d'urine seront additionnés de 2 c.c. de solution concentrée d'acétate de soude, puis de la solution officinale de perchlorure de fer ajoutée goutte à goutte, tant qu'il se formera un précipité, et jusqu'à coloration rouge persistante. Le liquide filtré sera neutralisé par une solution de soude caustique jusqu'à très faible réaction acide persistante, porté à l'ébullition, puis filtré de nouveau après refroidissement. La précipitation de l'albumine sera complète si le liquide additionné de quelques gouttes d'acide acétique, puis de 2 ou 3 gouttes de ferrocyanure de potassium ne donne rien. On pourra alors le soumettre aux réactions de la peptone. On procédera, à cet effet, de la façon suivante :

1° Quatre ou cinq cent. cub. de l'urine à examiner seront introduits dans un tube à essais et additionnés d'un égal volume de réactif de

Millon (nitrates complexes de mercure). On mélangera les deux liquides et on laissera reposer le tout pendant 3/4 d'heure à 1 heure. Au bout de ce temps on constatera que le liquide surnageant le précipité formé est rose ou rouge cerise, si on se trouve en présence de la peptone.

2° **Réaction du Biuret**. — Ainsi appelée, parce qu'elle se produit également en présence du Biuret ou bicyanate d'ammoniaque. Pour la pratiquer, on met une quinzaine de centimètres cubes d'urine dans un tube à essais, on les additionne de 2 ou 3 gouttes de solution de sulfate de cuivre, puis de 10 à 15 gouttes de soude caustique en solution au $1/10^{mo}$. En présence de la peptone, il se développe une coloration violet améthyste.

Pour plus de simplicité, on peut employer quelques gouttes de liqueur de Fehling qui contient en même temps le sel de cuivre et l'alcali nécessaires à la production de la réaction. Le premier mode opératoire est cependant préférable.

Comme je l'ai dit plus haut, la quantité de peptone contenue dans une urine est souvent trop faible pour être décelée directement ainsi qu'il vient d'être indiqué. Il faut alors séparer au préalable cette peptone de l'urine. On y arrive en la combinant à l'acide phosphotungstique.

A cet effet on dispose d'une solution ainsi préparée :

Phosphotungstate de soude . . . .   25 gr.
Acide chlorhydrique . . . .   5 »
Eau distillée . . . . 250 »

On filtre au moins un demi litre d'urine, on s'assure que cette urine n'est pas albumineuse, sinon on la traiterait comme ci-dessus, puis on mélange une faible partie de cette urine avec 1/5 de son volume d'acide chlorhydrique, ou mieux acétique, et on l'additionne d'un peu de la solution phosphotungstique. Si après un repos de 4 à 5 minutes le liquide reste clair, il ne renferme pas de peptone ; s'il se trouble, il peut au contraire en contenir. On additionne alors toute l'urine filtrée de 1/10 d'acide chlorhydrique, puis de la solution de phosphotungstate de soude tant qu'il se produit un précipité. Ce précipité est de suite recueilli sur un filtre, ou même sur plusieurs au besoin, pour hâter l'opération et ne pas laisser le temps au réactif de séparer de l'urine un second précipité rougeâtre qui se forme par le repos, et qui entraverait ultérieurement la réaction des peptones. Le précipité obtenu est ensuite lavé avec de l'eau contenant de 3 à 5 % d'acide sulfurique jusqu'à ce que le liquide passe incolore, puis on le triture, encore humide, dans une capsule avec de l'hydrate de baryte en poudre ; on additionne

le mélange d'un peu d'eau, on le chauffe au B. M.
pendant dix minutes, un quart d'heure, et on
filtre. La liqueur filtrée renferme les peptones,
et on peut répéter sur celle ci les réactions indiquées précédemment.

Si on avait employé un grand excès d'hydrate
de baryte, qui se trouverait alors à saturation
dans le liquide précédent, il serait bon de neutraliser avec précaution la majeure partie de cette
base par de l'acide sulfurique étendu, puis de se
débarrasser par filtration du sulfate de baryte
produit.

Mucine

75. On admet, en général, la présence de traces
de mucine dans l'urine normale. C'est à elle qu'il
faudrait attribuer le léger dépôt floconneux qui se
forme presque toujours au bout de quelques instants
dans les urines parfaitement limpides à l'émission.
La mucine, en se coagulant, entraîne des débris de
cellules épithéliales, et des corpuscules de mucus
visibles au microscope.

Dans différentes affections fébriles, la proportion
de mucine augmente dans l'urine, consécutivement
à un surcroît de sécrétion de la muqueuse des voies
urinaires. Il en est de même dans les affections
catarrhales de ces mêmes voies; le nuage muqueux

décrit précédemment devient alors parfois extrêmement volumineux.

La mucine, élément caractéristique du mucus, est un dérivé des matières albuminoïdes. Elle communique une consistance visqueuse et filante à tous les liquides qui en renferment. Elle est insoluble dans l'eau ; mais mise en contact avec une grande quantité de ce liquide, elle s'y gonfle et s'y divise tellement qu'elle simule une véritable dissolution.

Les acides minéraux la précipitent, mais un excès de ceux-ci redissout le précipité. Le précipité formé par l'acide acétique est, au contraire, insoluble dans un excès d'acide. C'est ce dernier qu'on emploie pour la recherche de la mucine dans l'urine. Quand la proportion de mucine est un peu notable, l'addition d'acide acétique en excès détermine un trouble uniforme du liquide qui persiste après la filtration, et ce n'est que rarement que ce trouble se résout en flocons tombant au fond du vase. On facilite la précipitation des flocons en étendant l'urine de plusieurs volumes d'eau et attendant plusieurs heures.

Cette propriété de l'acide acétique de précipiter la mucine indique l'opération préalable qu'on devrait faire subir à une urine albumineuse avant de l'examiner. Si l'addition d'acide acétique à cette urine déterminait un louche notable, on devrait étendre celle ci d'un ou deux volumes d'eau, et après un repos suffisant, filtrer. Dans le liquide limpide, on rechercherait ensuite l'albumine par la chaleur.

2. Matières sucrées

Les matières sucrées que l'on peut rencontrer dans l'urine sont : *le glucose*, *le lactose* et *l'inosite*.

Glucose

76. Le glucose, sucre de raisin, sucre de diabète, est l'élément typique du diabète sucré. Quand cette affection est grave, on le trouve constamment dans l'urine, quel que soit le moment de son émission ; dans les cas légers, au contraire, l'urine n'en renferme qu'après le repas, ou encore après l'ingestion de substances sucrées ou d'hydrates de carbone.

Le glucose apparaît encore dans les urines, mais d'une façon passagère (*glucosurie symptomatique*) à la suite de certaines lésions anatomiques du système nerveux (lésions du crâne et de la colonne vertébrale, commotion et apoplexie cérébrales, sciatique, etc.). On l'a trouvé à la suite de l'emploi de fortes doses de morphine, de chloral, d'alcool ; à la suite de l'empoisonnement par l'arsenic et l'oxyde de carbone ; à la suite de troubles digestifs (catarrhe stomacal, thrombose de la veine porte, cirrhose hépatique). Le sucre peut enfin se montrer dans l'urine, simplement à la suite de l'ingestion d'une quantité exagérée de matières sucrées.

Dans le diabète sucré, les urines présentent un certain nombre de caractères communs qui attireront l'attention du médecin.

Leur quantité dépasse, en général, notablement la normale (3 et 4 litres par jour). On a vu cette quantité s'élever à 15 et même 20 litres dans ce laps de temps.

Leur couleur est très claire.

Leur densité très forte (1030 à 1060).

Parfois, quelques gouttes tombées sur le pantalon du malade, laissent en se desséchant, un enduit blanchâtre qui constitue un indice révélateur.

Quant à la quantité du sucre lui-même, éliminée en 24 heures, elle peut varier depuis quelques grammes jusqu'à 300 et 400 gr. On a cité les chiffres énormes de 1200 et 1300 gr. (Lécorché, Féréol).

77. Recherche du sucre dans l'urine. — De tous les procédés imaginés pour reconnaître la présence du sucre dans une urine, je me contenterai d'en indiquer deux qui suffisent largement à tous les besoins de la clinique. L'un de ces procédés est basé sur la réduction d'un sel de cuivre déterminant un précipité rouge, l'autre sur la réduction du sous-nitrate de bismuth à l'état de bismuth métallique noir.

Je conseillerai de plus de laisser absolument de côté le moyen de recherche à l'aide de la potasse, et consistant à faire bouillir l'urine avec un peu de potasse caustique. La coloration jaune ou brune que prend, dans ces conditions, le liquide en présence du glucose, se produit fréquemment en l'absence de ce corps, et d'autre part, pour être perceptible, cette coloration nécessite la présence d'une notable proportion de matière sucrée; sinon cette dernière échappe à l'examen.

78. Recherche à l'aide de la liqueur de Fehling. — La liqueur de Fehling, ou liqueur cupro-potassique, est une solution de tartrate de cuivre et de potasse dans la sonde caustique en excès. Chauffé avec cette liqueur, le glucose réduit l'oxyde cuivrique en oxyde cuivreux qui se précipite sous forme d'une poudre rouge, tandis que la couleur bleue de la liqueur disparaît. Avec ce réactif on opère de la façon suivante :

3 ou 4 cent. cub. de liqueur de Fehling sont chauffés jusqu'à l'ébullition dans un tube à essais. A la suite de cette opération, le liquide doit rester

transparent et ne donner aucun précipité. On ajoute alors l'urine goutte à goutte, et l'on voit presque immédiatement se former un précipité d'abord jaune puis rouge, si cette urine renferme du sucre.

Quand la proportion de sucre contenue dans l'urine est faible, il sera nécessaire de faire tomber dans le tube une certaine quantité de cette urine, mais on n'aura jamais besoin d'en verser un volume égal à celui du réactif employé. De plus, pour faciliter la réaction, après avoir ajouté une quantité convenable d'urine dans le tube, on reportera celui-ci sur la lampe à alcool et on provoquera à nouveau l'ébullition du liquide pendant quelques instants. Si au bout d'une minute il ne s'est pas formé dans le tube un dépôt rouge, on pourra conclure à l'absence du sucre dans l'urine examinée.

Diverses substances contenues dans l'urine, l'acide urique, la créatinine, la xanthine, etc., partagent avec le glucose la propriété de réduire la liqueur cupro-potassique. Mais ces corps agissent avec bien moins de netteté et de rapidité que le glucose. Si donc, plusieurs minutes après avoir procédé à l'essai d'une urine, on s'aperçoit qu'il s'est formé au fond du tube un léger dépôt souvent plutôt vert ou jaune que rouge, on n'en tiendra pas compte et on ne l'attribuera pas à la présence du sucre (1).

Ainsi que je l'ai déjà recommandé plus haut, on n'oubliera pas non plus de faire bouillir la liqueur de Fehling, de préférence additionnée d'un peu d'eau, *avant de lui adjoindre l'urine.* Cette liqueur, en effet, quand elle est un peu vieille, se réduit d'elle-même et dépose à l'ébullition de l'oxyde rouge de cuivre. Sans la précaution que j'indique, on s'exposerait à croire à la présence du sucre dans une urine qui n'en contiendrait pas.

79. Lorsque l'urine renferme de l'albumine, il faut, avant de procéder à la recherche du sucre, éliminer cette substance qui entrave la réduction de la liqueur cupro-potassique. Dans ce but, l'urine légèrement acidifiée par l'acide acétique sera portée à l'ébullition, puis filtrée

---

(1) Certaines urines bouillies avec de la liqueur de Fehling se troublent en prenant une teinte vert-jaunâtre, et ce trouble rend parfois l'opérateur perplexe, lui faisant se demander si ce phénomène est dû, ou non, à la présence de sucre dans l'urine examinée. En pareil cas on se tirera souvent d'embarras en déféquant l'urine à l'aide du dixième environ de son volume de sous-acétate de plomb liquide (Extrait de saturne des pharmacies), avant de faire agir sur celle-ci la liqueur cupro-potassique. La persistance d'un trouble verdâtre ou ocreux dans l'urine déféquée sous l'influence du réactif de Fehling, fera admettre la présence d'une petite quantité de sucre dans cette urine (0,50 cent. à 1 gr. pour 1.000).

pour la débarrasser du coagulun albumineux
formé. On alcalinisera ensuite, avec quelques
gouttes de lessive de soude, le filtratum avant de
le faire réagir sur la liqueur de Fehling.

80. Si l'urine qu'on a à examiner a subi un
commencement de décomposition, et renferme par
suite des sels ammoniacaux. il faudra encore, si on
ne veut pas être induit en erreur, éliminer l'ammoniaque qui entraverait la réaction. A cet effet on fera
bouillir pendant quelques instants l'urine, de façon
à volatiliser une bonne partie du carbonate d'ammoniaque qui est le principal sel ammoniacal qu'elle
renferme dans la circonstance. On laissera refroidir
complètement l'urine, puis on l'additionnera d'un
excès de lessive de soude. On pourra alors la verser
dans la liqueur de Fehling, et on fera bouillir le
mélange assez longtemps pour dégager toute l'ammoniaque qui reste. Si la liqueur bleue ne bouge pas
après cette addition d'alcali et l'ébullition, c'est
qu'elle ne contient pas de sucre.

81. Enfin, outre les éléments normalement contenus dans l'urine et susceptibles, comme le glucose,
de réduire la liqueur de Fehling, il faut mentionner
un certain nombre de substances dont l'absorption
et le passage dans l'urine sont capables de produire
le même effet. Telles sont la glycérine, le chloro-

forme, l'hydrate de chloral, la térébenthine, le benzoate de soude.

82. Recherche du sucre à l'aide du sous-nitrate de bismuth. — On introduit dans un tube à essais une pincée (0.15 à 0.20 centigr.) de sous-nitrate de bismuth en poudre et on verse dessus environ 1 cent. cub. de lessive de soude. On mélange et on chauffe légèrement; la couleur du sous-nitrate de bismuth ne doit pas changer. On ajoute alors 4 à 5 cent. cub. de l'urine à examiner et on chauffe, cette fois à l'ébullition, pendant quelques instants, en agitant le mélange. Si l'urine ne contient pas de sucre, l'ébullition ne déterminera qu'une teinte légèrement grisâtre du sel de bismuth. En présence du sucre, au contraire, l'oxyde de bismuth déplacé de sa combinaison nitrique par la soude, se réduira peu à peu à l'état de bismuth métallique, noir, pulvérulent.

Si la liqueur est très sucrée, l'alcali en excès fera passer le sucre non détruit au jaune, au brun, et, quand la liqueur sera reposée, on verra un liquide brunâtre surnager le dépôt de bismuth d'un beau noir, parfois miroitant sur les parois du tube.

Dans ce mode de recherche, l'urine doit également être exempte d'albumine; autrement le soufre que renferme cette dernière pourrait former avec la soude un sulfure alcalin qui colorerait en noir le sel de bismuth et ferait croire ainsi à la présence du sucre. C'est pour parer à cette même cause d'erreur qu'il est bon de mélanger tout d'abord la poudre de bismuth et la lessive de soude avant d'ajouter l'urine. Parfois, en effet, les lessives alcalines du commerce renferment des sulfures qui, dans ce cas, donnent lieu à la formation de sulfure noir de bismuth quand on les met en contact avec ce corps.

83. On a imaginé des réactifs portatifs du sucre d'un emploi commode, mais sur la valeur desquels je me garderai de me prononcer. Ces réactifs consistent en bandelettes de papier non collé qui ont été imprégnées, les unes d'une solution d'indigo, les autres d'une solution concentrée de bicarbonate de soude. Au moment du besoin, on plonge une bandelette de chaque sorte dans l'urine. Cette dernière se colore en bleu ; on la chauffe et, si elle renferme du sucre, elle se décolore rapidement.

84. Dosage du sucre. — Des différents procédés indiqués pour doser le sucre dans l'urine, deux sont d'un usage courant : 1º celui qui repose sur l'emploi de la liqueur cupro-potassique ; 2º le procédé polarimétrique. J'exposerai seulement le premier de ces procédés, qu'au surplus je considère comme donnant les meilleurs résultats, renvoyant aux traités plus détaillés pour la description du second (1).

Dosage à l'aide de la liqueur de Fehling. — Cette liqueur, qu'on doit préparer soi-même quand on veut être sûr de sa bonne qualité, s'obtient de la façon suivante :

On dissout 34 gr. 65 de sulfate de cuivre pur, cristallisé et sec, dans 200 cent. cub. environ d'eau distillée. D'autre part, on dissout 173 grammes de tartrate de potasse et de soude cristallisé dans 600 gr. de lessive de soude de densité 1,12 (2) et on ajoute peu à peu, en agitant, cette dernière solution à celle de sulfate de cuivre. Le mélange est finalement porté avec de l'eau distillée au volume de 1 litre.

On obtient ainsi une belle liqueur bleue, limpide, dont on ne doit pas préparer de grandes quantités à la fois, car elle s'altère à la longue. On retarde cette altération en conservant la liqueur divisée dans de petits flacons bien fermés

(1) Je dirai seulement ici, pour la gouverne de ceux qui se serviraient du saccharimètre, que le coefficient saccharimétrique 2,22, indiqué encore par beaucoup d'auteurs, est erroné. Ainsi que l'a démontré Grimbert (J. de Ph. et Ch., 1892, tom. 26, p. 253), c'est le chiffre 2.065 qui doit être substitué au précédent.

(2) Faute de lessive de soude de cette densité, on l'obtiendrait sensiblement au titre voulu en faisant dissoudre 80 grammes de soude fondue dans Q. S. d'eau distillée, de façon à obtenir 600 gr. de solution.

et complètement remplis, qu'on tient au frais et
à l'abri de la lumière (1).

10 cent. cub. de la liqueur préparée ainsi
qu'il vient d'être indiqué, doivent être réduits
par 0 gr. 05 de glucose. Mais il est préférable de
titrer directement la liqueur de Fehling avant
de s'en servir ; car en supposant que son titre
soit exact au moment de sa préparation, il est
susceptible de se modifier au bout d'un certain
temps.

Dans le but de fixer le titre de la liqueur,
on fait dissoudre nn gramme de glucose pur
dans q. s. d'eau distillée de façon à obtenir 200
cent. cub. de solution. De cette façon, 10 c. c.

(1) La formule suivante indiquée par Pasteur donne un liquide
inaltérable à la lumière et d'un bon emploi.

On fait dissoudre séparément :

1° Soude caustique	115 gr.	
Potasse caustique.	70 gr.	
dans Eau distillée.	350 cent. cub.	
2° Acide tartrique.	92 gr.	
dans Eau distillée	250 cent. cub.	
3° Sulfate de cuivre pur, cristallisé, non effleuri, que l'on a pulvérisé grossièrement	34 gr. 65	
dans Eau distillée.	150 cent. cub.	

On verse la première solution dans un vase jaugé de 1 litre.
On ajoute ensuite la solution d'acide tartrique par petites portions
afin d'éviter un trop grand échauffement de la masse. On verse
enfin la solution de sulfate de cuivre, également par portions et
en agitant, afin d'obtenir une liqueur bien limpide. Le mélange
étant revenu à la température ordinaire, on complète avec de
l'eau distillée le volume de 1 litre, puis on mêle bien le tout.

de solution sucrée contenant 0 gr. 05 de glucose devront réduire 10 c. c. de liqueur de Fehling, si celle-ci a été bien préparée et ne s'est pas altérée.

Pour faire cette vérification on verse 10 c. c. de liqueur bleue dans un petit ballon ; on l'étend de 30 c. c. d'eau distillée, et on chauffe le mélange sur une lampe à alcool. Quand celui-ci est parvenu à l'ébullition, à l'aide d'une burette graduée en dixièmes de c. c. on fait tomber goutte à goutte dans le ballon la solution de glucose. La réduction de la liqueur bleue s'opère à mesure, et un précipité rouge d'oxyde cuivreux se forme, tandis que la liqueur se décolore. Quand la fin de cette décoloration approche, on ne verse plus le liquide sucré que par une goutte à la fois, en laissant reposer la liqueur du ballon pendant quelques secondes après chaque addition, pour voir si la décoloration est complète. On s'arrête aussitôt que ce résultat est atteint. On recommencera au besoin plusieurs fois l'opération pour obtenir le point précis de la décoloration et ne pas ajouter un excès de liqueur sucrée. Si l'opération a été bien conduite, la liqueur décolorée, filtrée *immédiatement*, satisfera aux essais suivants : 1° Chauffée avec quelques gouttes de liqueur sucrée, elle ne donnera pas de précipité rouge (preuve qu'il ne reste pas d'oxyde

de cuivre réductible en solution); 2° elle ne donnera pas non plus de précipité rouge en la chauf-
fant avec quelques gouttes de liqueur cupro-
potassique (preuve qu'il n'a pas été versé un
excès de solution sucrée).

Comme nous l'avons déjà dit, si la liqueur de
Fehling est normale, l'opération précédente, une
fois terminée, accusera une dépense de 10 c. c.
exactement de solution sucrée. Mais la plupart
du temps il n'en sera pas ainsi, et on trouvera,
par exemple, que 95 divisions ou 9 c. c. 5 du
liquide sucré ont été nécessaires pour décolorer les
10 c. c. de liqueur de Fehling. 9 c. c. 5 de solution
sucrée contenant 0 gr. 0475 de glucose, on inscrira
sur le flacon de liqueur de Fehling que 10 c. c.
de celle-ci sont réduits par 0 gr. 0475 de glucose.
Tel sera le titre de cette liqueur; titre qu'on
devra vérifier de temps en temps.

85. Dosage du sucre dans l'urine. — Avant
de commencer le dosage proprement dit, pour la
bonne réussite de celui-ci, il y a lieu de s'assurer
que l'urine soumise à l'analyse ne contient pas
une trop forte proportion de sucre, et n'en renferme pas plus d'une dizaine de grammes par
litre. Dans le cas contraire on diluerait l'urine
en conséquence. On constatera la teneur approximative en sucre de l'urine, soit par un premier

dosage approximatif effectué avec l'urine pure, soit en recourant à la méthode également approximative de Bouchardat (1), soit même, quand on en a un peu l'habitude, d'après l'intensité de la réduction effectuée par l'urine sur un peu de liqueur de Fehling chauffée dans un tube à essais.

L'urine étant dans les conditions voulues, on la filtre et on en remplit une burette graduée. D'autre part on mesure dans un petit ballon ou matras de verre 10 c. c. de liqueur de Fehling qu'on étend de 30 c. c. d'eau distillée. On porte à l'ébullition, et on fait tomber goutte à goutte la liqueur sucrée en se conformant, pour le surplus, exactement aux indications données à propos du titrage de la liqueur bleue. La quantité d'urine que l'on emploie pour décolorer complètement la liqueur de Fehling renferme donc 0 gr. 0475 de glucose, si on admet ce chiffre, indiqué précédemment, comme titre de la liqueur. Il sera facile de passer de là à la teneur en glucose de un litre d'urine. Bien entendu, si on

(1) Les deux derniers chiffres de la densité de l'urine prise avec trois décimales sont multipliés par 2, puis le produit obtenu multiplié par le nombre de litres d'urine émis en vingt-quatre heures. On retranche 60 du dernier produit. La différence représente la quantité de sucre contenu dans l'urine totale. En divisant cette quantité par le nombre de litres d'urine on a la teneur de l'urine en sucre par litre. Par ex., la densité de l'urine est 1040, et la quantité émise en vingt-quatre heures 4 litres. On aura $40 \times 2 \times 4 = 320 - 60 = 260$ gr. de sucre total, ou 65 gr. de sucre par litre d'urine.

avait eu besoin de diluer l'urine, on tiendrait compte de cette dilution dans les calculs.

86. Si l'urine renfermait de l'albumine, il faudrait éliminer celle-ci avant de procéder au dosage du sucre. A cet effet, un volume déterminé d'urine acidulée par l'acide acétique serait soumis à l'ébullition puis filtrée pour séparer le coagulum formé. Ce dernier serait lavé avec soin, et les eaux de lavage réunies à l'urine filtrée. Par addition convenable d'eau distillée, on porterait finalement le volume de l'urine au double de ce qu'il était primitivement, de façon à opérer sur ce liquide dilué au demi, et dans le calcul final on tiendrait compte de cette dilution.

Cette façon de se débarrasser de l'albumine est, à mon avis, plus simple et moins sujette à l'erreur que celle que préconisent certains auteurs, consistant à traiter l'urine par le sous-acétate de plomb dont on enlève ensuite l'excès par du carbonate de soude.

Sucre de Lait

87. Le sucre de lait ou *lactose* existe souvent en petite quantité dans l'urine des femmes enceintes et des nourrices. Comme il exerce la même action que le glucose sur la liqueur de Fehling et sur le sous-nitrate de bismuth en liqueur alcaline, on se souviendra de cette particularité si on avait à examiner des urines appartenant aux personnes précitées.

Inosite

88. L'*Inosite* ou sucre musculaire se rencontre quelquefois dans les urines des diabétiques et dans celles des albuminuriques. Je me contenterai de mentionner cette particularité sans m'arrêter à décrire la recherche de l'inosite dans l'urine. Cette recherche présente des difficultés opératoires trop grandes pour ceux auxquels s'adresse le présent livre, et, au surplus, elle n'aura pas, en général, autrement d'intérêt pour le praticien.

L'inosite ne réduit ni la liqueur de Fehling ni le sous-nitrate de bismuth alcalin.

3. Acétone

89. L'acétone, qui a été tout d'abord rencontrée dans l'urine des diabétiques, a été retrouvée dans un certain nombre d'autres maladies : dans les affections fébriles, dans les maladies infectieuses, dans l'éclampsie, le cancer des voies digestives, etc. Son élimination par les voies urinaires a parfois fait admettre un état pathologique spécial qu'on a désigné sous le nom d'*acétonurie*. Mais c'est surtout dans le diabète qu'on voit l'acétone apparaître en grande quantité dans l'urine.

La présence de l'acétone dans l'urine paraît liée à celle de ce même corps dans le sang *(acétonémie)*, et l'haleine des malades dont les urines renferment de l'acétone en quantité notable présente souvent une odeur particulière, rappelant celle du chloroforme. C'est surtout chez les diabétiques arrivés à la période ultime de l'affection (coma diabétique) qu'on est appelé à observer ce phénomène. Cette odeur de chloroforme se retrouve dans l'urine de ces malades, non pas de suite, mais quelque temps après son émission.

90. Recherche de l'Acétone. — Lorsque la proportion d'acétone contenue dans une urine est un peu notable, on peut parfois déceler ce corps dans l'urine directement. Dans ce cas on recourt à la réaction indiquée par Chautard et consistant à faire réapparaître à l'aide de l'acétone, la couleur d'une solution de fuchsine préalablement décolorée par l'acide sulfureux. Dans ce but, on fait dissoudre 0 gr. 05 de fuchsine dans 100 c. c. d'eau distillée et on fait passer dans cette solution un courant d'acide sulfureux, juste jusqu'à décoloration, en évitant un excès de gaz acide.

Pour utiliser ce réactif, on en fait tomber quelques gouttes dans un tube à essais contenant

10 à 15 c. c. de l'urine à examiner. Si celle-ci renferme de l'acétone, le mélange se colore en rose par suite de la réapparition de la couleur de la fuchsine.

Cette réaction simple est loin, malheureusement, de toujours réussir. Ou bien l'urine contient une quantité trop faible d'acétone pour produire la réaction, ou bien, ce qui est pire, sans en contenir du tout, elle fait parfois réapparaître la couleur de la fuchsine. Aussi est-il préférable de séparer par distillation l'acétone de l'urine, et d'opérer la réaction sur le produit distillé.

A cet effet on soumet à la distillation dans une petite cornue ou un ballon de verre, 100 à 150 c. c. d'urine et on recueille les 15 ou 20 premiers c. c. de liquide qui passent. L'acétone étant un liquide qui bout à 56°, se trouve presque en entier dans ce premier produit de distillation. On peut répéter alors avec celui-ci la réaction de Chautard; mais il est préférable de l'affecter à la suivante indiquée par Lieben et consistant dans la production d'iodoforme. Le liquide distillé est additionné d'une parcelle d'iode dissous dans l'iodure de potassium, puis d'un peu de potasse caustique. Suivant la proportion d'acétone, il ne tarde pas à se former un précipité d'iodoforme qui sera caractérisé par son odeur et par sa forme cristalline. Pour obtenir ce dernier caractère, il sera parfois

nécessaire d'agiter avec de l'éther le liquide ren-
renfermant l'iodoforme. Par évaporation spontanée
l'éther abandonne l'iodoforme à l'état cristallin.

4. Matières grasses.

91. Les matières grasses ne se rencontrent
que très rarement dans les urines, du moins
dans nos régions. Dans les pays chauds, au
contraire, leur présence est assez fréquente dans
l'urine, à laquelle elles donnent l'aspect du lait,
constituant l'affection désignée sous le nom de
Chylurie. Par le repos il se forme à la surface
des urines chyleuses une couche blanche, crémeuse,
constituée par la réunion des globules gras. Ces
urines sont la plupart du temps albumineuses.

Dans nos pays, la présence de matières grasses
dans l'urine a été surtout observée dans la
dégénérescence graisseuse des reins et celle du
foie, dans le carcinome, la pyohémie, les suppu-
rations prolongées.

On caractérisera les matières grasses dans
une urine : 1° par une bandelette de papier collé
qui, plongée dans cette urine, restera tachée après
dessiccation ; 2° en agitant une certaine quantité
de cette urine avec de l'éther qui s'emparera du
corps gras tout en déterminant l'éclaircissement

du liquide. L'éther décanté et évaporé, laissera comme résidu le corps sur lequel on pourra plus facilement que précédemment répéter l'essai au papier. 3° La plupart du temps l'examen microscopique permettra de reconnaître des globules gras.

Dans le cas où l'opacité de l'urine, faisant croire à la présence de la graisse, serait due à des globules de pus, on s'en apercevrait à l'examen microscopique d'une part, et d'autre part au traitement de l'urine par l'éther qui n'occasionnerait aucun éclaircissement du liquide.

5. Sang.

92. Les urines qui contiennent du sang présentent une couleur variant du rose faible au brun plus ou moins foncé, suivant la proportion de ce sang. Elles sont troubles, et renferment toujours de l'albumine. On s'assure ordinairement de la présence du sang, en abandonnant l'urine au repos pendant un certain temps et examinant au microscope le dépôt qui s'est formé. On doit retrouver dans celui-ci des hématies en abondance (§ 122). L'urine d'autre part, filtrée, acidulée par l'acide acétique et portée à l'ébullition, donne lieu à un coagulum albumineux qui, cette fois, au lieu d'être blanc, est plus ou moins coloré en brun par les produits d'altération de l'hémoglobine.

Pour caractériser le sang dans une urine, on peut encore recourir au procédé indiqué par Heller et consistant à porter à l'ébullition quelques cent. cub. de l'urine additionnée de lessive de soude jusqu'à réaction fortement alcaline. Les phosphates se précipitent, entraînant avec eux la matière colorante du sang sous forme de flocons d'un rouge brun, tandis que le liquide surnageant prend une couleur vert bouteille.

93. Hémoglobinurie. — Parfois l'urine présente une couleur rouge de sang, sans que pour cela on puisse y découvrir des hématies à l'aide du microscope. Dans ce cas la matière colorante des globules, l'*hémoglobine*, se trouve en solution dans l'urine, constituant ce qu'on a appelé l'*hémoglobinurie*. Ce passage de l'hémoglobine dans l'urine a été observé à la suite de brûlures étendues de la peau, dans les fièvres typhoïde, intermittente, pernicieuse; dans le scorbut, à la suite de certains empoisonnements (hydrogène sulfuré, acide phénique). On voit aussi parfois l'hémoglobinurie survenir chez certaines personnes sous la simple influence du froid (*hémoglobinurie a frigore*).

Ce n'est guère qu'à l'aide du spectroscope que l'on caractérise sûrement la présence de l'hémoglobine dans une urine (§ 125). A cet effet il n'est pas nécessaire d'avoir à sa disposition le grand spectroscope des laboratoires qui, pour diverses raisons, notamment celle de son prix élevé, ne se trouvera ordinairement pas entre les mains des expérimentateurs auxquels s'adressent plus particulièrement ces lignes. Sous le nom de spectroscope de poche, la maison Duboscq-Pellin, entre autres, construit de petits appareils destinés aux métallurgistes et aux minéralogistes, et qui pourront très bien être utilisés pour la recherche de l'hémoglobine dans l'urine. Outre leur prix modéré ils auront l'avantage d'être d'un maniement on ne peut plus simple.

Ces petits spectroscopes consistent essentiellement en un tube de laiton dans lequel la lumière pénétrant par une fente située à l'une des extrémités du tube, et dans l'axe de celui-ci, vient tomber sur un prisme qui la disperse et produit un spectre. Une lunette de Galilée ou une simple loupe (suivant le modèle de l'appareil), disposée à l'autre extrémité du tube, permet d'examiner le spectre à son émergence du prisme.

Veut-on rechercher à l'aide de cet appareil si une urine contient de l'hémoglobine? Il suffit d'introduire quelques centimètres cubes de cette urine filtrée dans un tube à essais et de placer ce tube devant la fente du spectroscope qu'on tient d'une

main tandis que l'autre maintient le tube rempli
d'urine. On regarde alors dans l'appareil dirigé
du côté du jour ou de la flamme d'une lampe.
Si l'urine ne renferme pas d'hémoglobine (1), le
spectre solaire apparaît dans toute sa netteté ;
mais si au contraire l'hémoglobine existe dans le
liquide examiné, on constate dans le spectre deux
bandes obscures et voisines, situées, l'une plus
mince dans le jaune, l'autre, un peu plus large,
à peu près à la limite du jaune et du vert (voir
fig. 25, p. 227). Pour s'assurer que les bandes
d'absorption ci-dessus sont bien dues à l'hémoglobine, ou pour parler plus exactement à l'oxyhémoglobine, on réduira cette dernière, c'est-à-dire
on la fera passer par désoxygénation à l'état d'hémoglobine proprement dite en additionnant l'urine du
tube à essais de une ou deux gouttes de sulfhydrate
d'ammoniaque. Procédant alors à un nouvel examen
spectroscopique, on ne devra plus apercevoir à la
place des deux bandes obscures de tout-à-l'heure
qu'une bande unique, plus large que les précédentes et un peu déjetée vers la gauche du spectre,
c'est-à-dire du côté du rouge. Les deux essais ci-

---

(1) L'urine peut renfermer d'autres substances donnant à
l'examen spectroscopique, des bandes d'absorption. Telles sont
l'urobiline et les pigments biliaires. Mais les bandes dues à ces
corps occupent sur le spectre des positions différentes de celle
assignée aux bandes de l'oxyhémoglobine.

dessus ayant été concluants, on pourra être assuré
que l'urine renferme de l'hémoglobine.

A défaut de spectroscope, on peut recourir,
pour la recherche de l'hémoglobine, à l'essai déjà
indiqué précédemment : l'ébullition de l'urine,
préalablement rendue alcaline. L'hémoglobine,
transformée en *hématine*, se précipite en flocons
rouge-bruns par transmission, avec reflets ver-
dàtres par réflexion.

6. **Pus**.

94. L'urine qui contient du pus en quantité
notable est trouble, d'une couleur tirant sur le
gris sale. Par le repos, cette urine laisse déposer
un sédiment grisâtre plus ou moins abondant qui,
recueilli et examiné au microscope, permet de
reconnaître l'élément caractéristique du pus, le
leucocyte. Celui-ci (Fig. 12, *a*) se présente sous
forme d'une
vésicule arron-
die, pâle, d'un
diamètre va -
riable , en
moyenne dou-
ble de celui

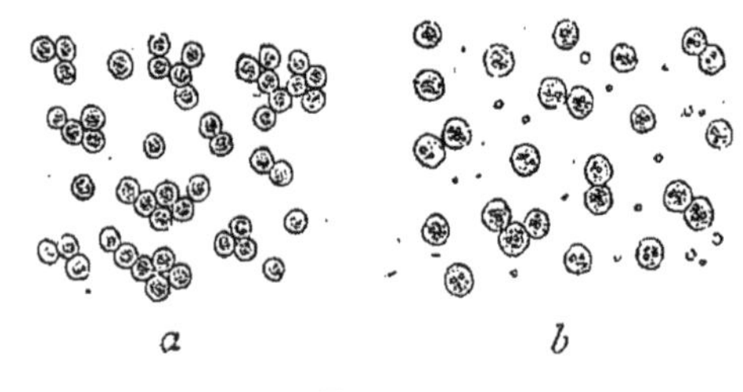

Fig. 12.

d'un globule sanguin, dont il se distingue surtout

par la présence d'un ou plusieurs noyaux, que
l'on rendra très apparents en additionnant la préparation d'une goutte d'acide acétique étendu (fig.
12, *b*).

L'urine purulente est toujours albumineuse; si
donc on filtre cette urine, les leucocytes resteront
sur le filtre, et, dans le liquide plus ou moins
limpide obtenu, on pourra caractériser l'albumine
provenant du sérum du pus. Il est bon d'ajouter,
toutefois, que la quantité d'albumine due à la
présence du pus n'est jamais considérable et ne
se manifeste guère que par la production d'un
louche plus ou moins accentué quand on procède
à sa recherche à l'aide de la chaleur. S'il en était
autrement et que la quantité d'albumine trouvée
fût un peu notable, on devrait en conclure qu'elle
n'est pas d'origine exclusivement purulente.

Les leucocytes se conservent assez bien dans
l'urine tant que celle-ci est acide, non putride;
mais, si elle devient alcaline, les leucocytes se
gonflent, se désagrègent peu à peu et, finalement,
deviennent méconnaissables. Ce phénomène a lieu
fréquemment, car l'urine, qui contient du pus en
proportion même assez faible, tend à se putréfier
rapidement. Pour peu que les leucocytes soient en
nombre un peu considérable, l'urine, une fois
ammoniacale, devient visqueuse, filante, et mousse
abondamment par l'agitation. Les alcalis, en effet,

altèrent profondément les globules du pus et les convertissent en une masse muco-gélatineuse. On met à profit cette propriété des alcalis pour caractériser le pus dans une urine quand les leucocytes ont subi un commencement d'altération dans leur forme, ou bien quand on n'a pas de microscope à sa disposition. L'urine est acidifiée par l'acide acétique et abandonnée au repos dans un verre conique pendant quelques heures. Au bout de ce temps il s'est formé un dépôt dont on sépare par décantation le liquide surnageant. On additionne ce dépôt d'un excès d'ammoniaque ou de lessive de soude, et on agite vivement le mélange avec une baguette de verre. Celui-ci se transforme rapidement en une masse filante comme du blanc d'œuf, qui peut même devenir gélatineuse si la proportion des leucocytes était considérable.

7. Bile

95. L'apparition de la bile dans une urine communique à celle-ci un aspect, le plus souvent caractéristique pour un œil exercé. Les urines bilieuses sont jaunes, brunes ou vertes. Elles moussent fortement et leur mousse est jaunâtre, tandis que celle d'une urine foncée non ictérique reste blanche. Filtrées, elles laissent sur le papier une coloration jaune verdâtre.

L'urine ictérique contient en proportions variables les différents pigments biliaires (*bilirubine*, *biliverdine*, *biliprasine*, *bilifuscine*), et aussi en petite quantité, les acides biliaires (*acides glycocholique* et *taurocholique*). C'est ordinairement par la recherche des pigments que l'on établit la présence de la bile dans une urine. Cette recherche s'effectue à l'aide du procédé dit de Gmelin.

96. Réaction de Gmelin. — Cette réaction est basée sur l'oxydation des pigments biliaires à l'aide de l'acide nitrique; oxydation sous l'influence de laquelle les pigments subissent des transformations successives accompagnées de changements de couleur.

Dans un verre à expériences conique, on verse quelques cent. cub. d'acide nitrique légèrement nitreux (acide nitrique qui a été exposé au soleil), puis on fait glisser doucement l'urine à essayer le long des parois inclinées du verre de façon à ce que les deux liquides se mélangent le moins possible. On attend quelques instants. Si l'urine est ictérique, à la surface de séparation des deux liquides le pigment biliaire oxydé donne un anneau d'abord *vert* qui s'élève peu à peu dans l'urine et se colore à sa partie inférieure successivement en *bleu*, *violet*, *rouge* et enfin en *jaune*.

La coloration *verte*, seule est caractéristique

des matières colorantes de la bile, et son apparition est indispensable pour qu'on puisse affirmer la présence de la bile. Les colorations *bleue* et *rouge* peuvent se produire en effet avec d'autres éléments de l'urine, avec l'*indican*, notamment.

97. Urines médicamenteuses. — Les urines émises après l'ingestion de *rhubarbe*, de *séné*, ou de toute autre substance renfermant de l'acide chrysophanique, présentent une couleur toute spéciale, jaune, jaune rouge ou jaune verdâtre, pouvant les faire confondre avec les urines ictériques, parfois même avec des urines sanguinolentes. L'acide nitrique décolore partiellement ces urines, tandis qu'il fonce les urines bilieuses et sanguinolentes. De plus, par l'addition d'un alcali (soude ou ammoniaque), les urines qui nous occupent en ce moment deviennent manifestement rouges, et reprennent leur teinte primitive sous l'influence des acides.

La *santonine* qui passe pour communiquer aux urines une coloration analogue à celle qu'elles doivent à la rhubarbe, est impressionnée comme cette dernière par les réactifs ci-dessus.

8. **Indican**.

98. On désigne sous le nom d'*Indican*, une
matière indigogène que l'on rencontre dans l'urine,
et qui pendant longtemps a été considérée comme
identique avec la substance du même nom que l'on
retire des différentes plantes servant à la préparation de l'indigo (Schunck). Hoppe Seyler a mon-
tré la non identité de ces deux Indicans, et on
admet maintenant avec Jaffé et Baumann que la
source de l'indican urinaire se trouve dans l'*Indol*,
produit normal de la digestion intestinale. En
s'oxydant, l'indol donne naissance à un dérivé
sulfoconjugué (*acide indoxylsulfurique*) qui, combiné
aux alcalis, constituerait la matière indigogène
désignée, d'autre part, sous le nom d'indican.

Normalement l'Indol est éliminé en majeure
partie par les fèces auxquelles il communique
son odeur; une autre partie est résorbée et éliminée avec l'urine sous la forme que nous venons
d'indiquer.

L'Indican existe constamment dans l'urine normale, mais en quantités toujours extrêmement
faibles. Une alimentation riche en matières albuminoïdes en augmente la proportion. Mais c'est
surtout dans certains états pathologiques que cette
proportion s'accroît et devient parfois considérable.

De grandes quantités d'indican ont été retrouvées dans l'urine au cours d'occlusions de l'intestin grêle et de péritonites diffuses (Jaffé). Dans le choléra, les maladies typhiques, le cancer du foie et de l'estomac, les affections de la moelle épinière, etc., on a noté également une excrétion parfois considérable d'indican par l'urine. Suivant Kletzinsky, l'ingestion de créosote augmenterait aussi d'une façon notable la proportion de l'indican urinaire.

Les acides aidés des oxydants dédoublent l'indican, et l'un des produits de ce dédoublement, l'*indoxyle,* donne naissance en s'oxydant à deux pigments : l'un bleu, désigné sous le nom d'*indigotine*, d'*uroglaucine* ; l'autre rouge, appelé *indirubine*, *urrhodine.* Cette décomposition se produit également sous l'influence des ferments, ainsi qu'on peut le constater sur les urines qui renferment de l'indican, quand celles-ci entrent en putréfaction. Pour peu que le chromogène s'y trouve en quantité notable, ces urines deviennent bleues quand on les agite au contact de l'air, se recouvrant par le repos d'une mince pellicule bleue. On voit là l'origine de la coloration bleue ou violacée que présentent quelquefois certains sédiments urinaires.

99. Recherche de l'Indican dans l'Urine. — Un bon procédé de recherche consiste a mélanger

dans un tube à essais un peu grand, volumes
égaux d'urine et d'acide chlorhydrique ; on ajoute
au mélange 2 ou 3 cent. cub. de chloroforme,
puis ensuite *goutte à goutte*, une solution étendue
d'hypochlorite de soude (ou une solution concentrée
d'hypochlorite de chaux), en ayant soin de
retourner le tube et de bien mélanger le liquide
après chaque addition du dernier réactif. Le
chloroforme se colore peu à peu en bleu si l'urine
essayée renferme de l'indican. Un léger excès
d'hypochlorite n'a pas d'influence sensible sur la
réaction, mais un excès trop considérable empê-
cherait la coloration bleue d'apparaître en
transformant l'indigo en un dérivé d'oxydation
plus avancé et jaunâtre, l'*Isatine*.

Si l'urine dans laquelle on recherche l'indican
renfermait de l'albumine, il faudrait éliminer
cette dernière au préalable.

9. Urines noires

100. Nous avons déjà vu au début de ce livre
(§ 3) que l'urine pouvait dans certains cas se
présenter avec une coloration brune et même
noire. Les urines des personnes atteintes de
cancer mélanique permettent souvent d'observer
ce phénomène. Parfois l'urine au moment même

de l'émission offre une couleur normale ; ce n'est qu'au bout de quelque temps, après avoir été abandonnée au contact de l'air, qu'elle se fonce et devient noire. A la suite de l'emploi de l'acide phénique, des autres phénols ou de leurs dérivés, après de simples frictions au goudron, on a vu aussi l'urine prendre une couleur foncée, devenir vert olive ou noire. Comme précédemment, la couleur noire dans ces cas paraît se développer surtout au contact de l'air.

10. **Kyestéine**

101. Certaines urines abandonnées au repos pendant quelque temps, se recouvrent d'une pellicule blanchâtre et irisée, si elle est mince. Cette pellicule formée de cristaux de phosphate ammonoiaco-magnésien, de globules de matières grasses, de vibrions, de détritus organiques, s'observe surtout sur l'urine des femmes enceintes, si bien qu'on la croyait jadis caractéristique de la grossesse, d'où le nom de *kyestéine* ($\varkappa\acute{u}\eta\sigma\iota\varsigma$ grossesse) qui lui avait été donné. Mais on a eu occasion d'observer la kyestéine aussi bien sur l'urine de l'homme que sur celle de la femme, de sorte que son apparition n'a aucune signification précise.

II. ÉLÉMENTS ACCIDENTELS DE L'URINE

102. Un grand nombre de substances médicamenteuses ou toxiques sont éliminées par les urines, tantôt sous leur forme primitive, tantôt après avoir subi des transformations préalables dans l'organisme. Il peut être intéressant pour le médecin de retrouver ces substances dans l'urine de son malade, soit pour constater le bon fonctionnement du rein de ce dernier, soit même simplement pour s'assurer que le médicament qu'il a ordonné a bien été absorbé.

Au nombre des éléments accidentels de l'urine figurent aussi les poisons : le mercure, le plomb, l'arsenic, les alcaloïdes, etc., etc., dont il peut être utile de constater la présence dans ce liquide. Malheureusement la recherche de ces corps est ordinairement assez délicate. Elle réclame de plus un exposé et des détails hors de proportions avec le cadre du présent opuscule. Je renvoie donc pour ce genre de recherches aux traités spéciaux de toxicologie, me bornant ici à indiquer la recherche de quelques médicaments d'un usage courant, dont la présence dans l'urine pourra être constatée à l'aide d'opérations on ne peut plus simples.

103. Iode et iodures. — L'iode administré soit en nature, soit à l'état d'iodure, passe très rapidement dans l'urine où on peut déjà déceler sa présence 5 à 6 minutes après son ingestion. Quel qu'ait été son mode d'administration, il est toujours éliminé à l'état d'iodure.

La recherche de l'iode dans l'urine peut être effectuée facilement à l'aide de l'un des procédés suivants :

1º Dans un tube à essais contenant environ 10 cent. cub. de l'urine à examiner, on verse 8 à 10 gouttes de perchlorure de fer ; on recouvre l'orifice du tube à l'aide d'une bande de papier amidonné, ou même de simple papier ordinaire *collé* que l'on a eu soin de mouiller auparavant, et on chauffe pendant quelques instants le mélange *sans le porter à l'ébullition* (Fig. 13). On abandonne ensuite le tube à lui-même dans une position verticale et on ne tarde

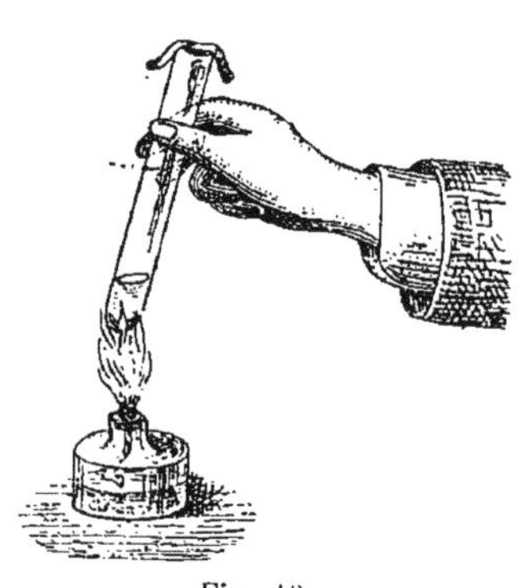

Fig. 13.

pas à voir le papier, dans la partie qui recouvre le tube, prendre une coloration bleue violette foncée. Dans cette opération, le perchlorure de fer a mis en liberté l'iode contenu dans l'urine, et celui-ci, en se volatilisant sous l'influence de la chaleur, est venu au contact du papier amidonné former de l'iodure d'amidon dont la couleur est caractéristique.

2º L'urine contenue dans le tube à essais sera additionnée de 10 à 12 gouttes d'acide nitrique *nitreux* (§ 96), puis après agitation, d'un ou deux centimètres cubes de chloroforme. On mélange à nouveau les liquides en bouchant le tube avec le pouce et le retournant plusieurs fois de façon à ce que le chloroforme traverse la couche d'urine et s'empare ainsi de l'iode mis en liberté par l'acide nitrique. Finalement le chloroforme apparaîtra à la partie inférieure du tube, coloré en violet par l'iode qu'il aura dissous.

Si, dans cette opération, on n'avait pas de chloroforme sous la main, on pourrait remplacer ce dissolvant par l'éther. Dans ce cas, l'éther apparaîtrait, cette fois, à la partie supérieure de l'urine, coloré en *jaune brun*. La benzine, le sulfure de carbone, qui pourraient remplacer également dans la circonstance le chloroforme, prendraient en dissolvant l'iode une teinte *rose rouge*.

3º Quand l'urine contient peu d'iodure, on donnera de la sensibilité à la réaction en opérant de la façon suivante :

Dans un verre à pied, on verse quelques centimètres cubes d'acide nitrique *nitreux*, puis quelques centimètres cubes également de l'urine à examiner, que l'on a soin de faire couler doucement le long de la paroi du verre incliné, de façon à ce que les deux liquides se mélangent le moins

possible. On plonge ensuite jusqu'au fond du verre
une bande de papier *collé*. Au bout de quelque
temps, il se produit sur le papier, au niveau de
la séparation dos deux liquides, une raie bleue
violacée, caractéristique de la formation d'iodure
d'amidon.

Dans cet essai, on pourra remplacer avec avantage la bande de papier collé par un fragment de
pain azyme, qu'on a toujours sous la main dans
une pharmacie ou dans une salle d'hôpital.

Si on ne disposait pas d'acide nitrique suffisamment nitreux pour produire les réactions précédentes (1), on pourrait suppléer au manque de
ce réactif en acidifiant franchement l'urine avec
deux ou trois gouttes d'acide chlorhydrique, et en
ajoutant ensuite goutte à goutte de la liqueur de
Labarraque (solution d'hypochlorite de soude).
On déterminerait ainsi un dégagement de chlore
qui déplacerait l'iode de ses combinaisons alcalines et le mettrait en liberté. La précaution de
n'ajouter que peu à peu la liqueur de Labarraque
est indispensable ; car un excès de ce réactif,
c'est-à-dire de chlore, après avoir mis l'iode en
liberté, le ferait rentrer ensuite dans une combinaison incolore qui le ferait échapper à l'examen.

(1) On rendra l'acide nitrique suffisamment nitreux en l'additionnant, avant de l'employer, du double de son volume d'acide
sulfurique concentré.

La même recommandation doit être faite, du reste,
au sujet de l'acide nitrique, qui, s'il est fortement chargé en produits nitreux, et d'autre part
l'iode peu abondant dans l'urine, pourrait, à dose
exagérée, empêcher de retrouver ce métalloïde.

A l'aide des procédés ci-dessus, on pourra facilement mettre en évidence l'iode dans une urine
à la suite de l'ingestion de 0,50 à 0,60 centigrammes
d'iodure alcalin, et ce, dans les 12 ou 15 heures
qui suivront l'absorption de ce médicament. Mais
si la recherche est entreprise beaucoup plus tard,
ou bien à la suite de l'administration de très
petites quantités d'iodure, vu la faible proportion
de ce sel que contiendra alors l'urine, on ne pourra
plus mettre l'iode en évidence en opérant directement sur l'urine. Il sera nécessaire de faire subir
à celle-ci un traitement préliminaire. Une assez
grande quantité d'urine cette fois (2, 3, 400 cent.
cub. et même plus), sera additionnée de 1 ou
2 grammes de potasse caustique et évaporée à
siccité. On calcinera le résidu pour détruire la
matière organique et on l'épuisera ensuite par 15
à 20 cent. cub. d'eau chaude. La solution incolore
et alcaline obtenue après filtration, sera neutralisée par l'acide nitrique, et pourra servir alors à
répéter les essais entrepris précédemment sur
l'urine elle-même (de préférence les essais 2º et 3º).

104. Bromures. — Comme les iodures, les bromures s'éliminent en majeure partie par l'urine dans laquelle ils passent aussi très rapidement. Par exemple, ils ne sont pas aussi faciles à caractériser dans ce liquide que les iodures. A moins que la quantité de bromure ingérée n'ait été assez considérable (5 à 6 gr.) il est impossible de déceler celui-ci en opérant sur l'urine directement. Il est nécessaire de faire subir à l'urine un traitement préalable, analogue à celui indiqué précédemment à propos de la recherche de l'iode. On évaporera donc l'urine à siccité en présence d'un peu de potasse, on calcinera le résidu, puis on le reprendra par l'eau, et on neutralisera par l'acide azotique la solution aqueuse obtenue. Dans ce dernier liquide on effectuera la recherche du brôme en se servant du procédé 2° indiqué à propos des iodures (1); c'est-à-dire qu'on additionnera la solution de quelques gouttes d'acide nitrique nitreux et qu'on l'agitera ensuite avec 2 cent. cub. de chloroforme. Cette fois le chloroforme tenant en dissolution le brôme mis en liberté, sera coloré non plus en violet comme avec l'iode, mais en orangé ou en brun suivant la proportion de brôme recueilli. L'éther substitué au chloroforme prendra la même teinte que lui en se chargeant de brôme.

(1) Les procédés 1° et 3° applicables à la recherche des iodures, ne le sont pas à celle des bromures.

105. Acide salicylique et salicylates. —
L'acide salicylique est éliminé, partie en nature,
partie à l'état d'acide *salicylurique*. Une réaction
très sensible permet de caractériser facilement
dans l'urine l'acide non altéré. A cet effet on
verse dans l'urine quelques gouttes d'une solution
de perchlorure de fer. Les premières gouttes de
cette solution produisent, à chaque fois, un abondant précipité blanc de phosphate de fer qu'on
laisse déposer. Lorsque tous les phosphates ont
été précipités, on voit apparaître, en ajoutant une
nouvelle quantité du réactif, une coloration
violette intense due à la formation de salicylate
de fer.

Quand la quantité d'acide salicylique contenue
dans l'urine n'est pas très considérable, on rendra
la coloration violette plus facile à saisir, en filtrant
le mélange lorsque le perchlorure de fer ajouté
à l'urine ne paraîtra plus produire de précipité.
Le liquide limpide qui s'écoulera du filtre apparaîtra avec la coloration caractéristique. On pourra
au besoin accentuer celle-ci par l'addition de une
ou deux gouttes encore de perchlorure de fer.

A la suite de l'ingestion de 0,25 à 0,30 centigr.
d'acide salicylique ou d'un de ses sels solubles
renfermant cette dose d'acide, on pourra encore
caractériser ce dernier dans l'urine au bout de
12 à 15 heures, en recourant au procédé ci-dessus.

Mais lorsqu'on ne se trouve qu'en présence de très petites quantités d'acide salicylique, il est indispensable de le séparer au préalable de l'urine afin d'effectuer la réaction du perchlorure de fer. A cet effet, on remplit d'urine aux 2/3 un tube à essais assez grand pour en contenir dans ces conditions 15 à 20 cent. cubes. On additionne le liquide de une ou deux gouttes d'acide chlorhydrique pur, puis on verse par dessus 5 ou 6 cent. cubes d'éther. Le tube exactement bouché avec le pouce est agité pour permettre à l'éther de se mélanger à l'urine et de s'emparer de l'acide salicylique mis en liberté par l'acide chlorhydrique. Lorsque par un repos de quelques instants l'éther s'est séparé de l'urine et est venu gagner la partie supérieure du tube, on le décante à l'aide d'un compte-gouttes et on le fait tomber sur une solution étendue de perchlorure de fer contenue dans un petit verre à expérience. L'éther, en s'évaporant, abandonne l'acide salicylique, et on voit apparaître une coloration violette à la surface de séparation des deux liquides.

106. Salol. Bétol. — Le Salol ou salicylate de phénol, et le Bétol ou salicylate de naphtol, se décomposent en traversant l'organisme et se retrouvent dans l'urine, le salol à l'état d'acide salicylique et de phénol entré lui-même dans une nouvelle com-

binaison (dérivé sulfoconjugué), le bétol à l'état
d'acide salicylique et de naphtol. La chimie possède
le moyen de déceler dans l'urine tous ces éléments
et par conséquent de caractériser les corps primitifs
qui leur ont donné naissance. Mais à part la recherche de l'acide salicylique qui peut s'effectuer facilement, ainsi que nous venons de le voir, celle des
autres corps donne lieu à des opérations assez délicates que, dans la pratique clinique, il est bien
inutile d'entreprendre et que je ne m'arrêterai pas
à décrire ici. On s'assurera d'une façon suffisamment
exacte du passage du Salol ou du Bétol dans une
urine, après administration de ces médicaments,
par la constatation de la présence de l'acide salicylique dans cette urine; et à cet effet on recourra au
procédé ci-dessus décrit.

107. Naphtol. — Le Naphtol introduit dans
l'organisme ne paraît s'éliminer par les urines qu'en
petite quantité, tout au moins à l'état de naphtol
inaltéré. Toutefois, lorsque cet agent médicamen-
teux aura été ingéré à dose suffisante (1 à 2 grammes),
on pourra déceler assez facilement, en général, sa
présence dans l'urine à l'aide du procédé suivant
basé sur la réaction indiquée par Desesquelle (1);
réaction fondée elle-même sur les colorations diverses
que prend une pastille de potasse caustique plongée

(1) Répertoire de Pharmacie, 1890, p. 101.

dans la solution chloroformique de différents phénols. Dans le cas particulier qui nous occupe, on procédera de la façon suivante :

3 ou 4 cent. cubes de chloroforme seront versés dans un tube à essais assez grand (30 à 40 c. c. de capacité), qu'on achèvera de remplir avec l'urine à examiner. Le tube bouché avec le pouce sera ensuite retourné sur lui-même 15 ou 20 fois, *sans secouer*, de façon à permettre au chloroforme de traverser la couche d'urine et de se charger ainsi du naphtol que pourra renfermer cette urine. L'opération terminée, on laissera bien déposer le chloroforme, on décantera l'urine surnageante, et on la remplacera par de la nouvelle qui sera mélangée avec le chloroforme comme précédemment, pour permettre à ce dernier de la dépouiller de son naphtol. L'opération pourra sans inconvénients être répétée une troisième et même une quatrième fois avec de la nouvelle urine qui sera mélangée, toujours avec le même chloroforme. Finalement ce dernier s'étant bien déposé, et la majeure partie de l'urine qui le surnageait ayant été décantée, on fera tomber dans le tube une pastille de potasse caustique qui gagnera le fond et se trouvera ainsi plongée dans le chloroforme. Le premier effet de la potasse, au bout de quelques instants, sera de rendre limpide autour d'elle le chloroforme devenu opalescent par son mélange avec l'urine. Puis le

fragment de potasse se couvrira peu à peu de taches *bleu-indigo*, si l'urine traitée renfermait du naphtol α, de taches *bleu-vert*, au contraire, en présence du naphtol β. Une légère élévation de température favorisera la réaction.

108. Analgésine (*Antipyrine*). — L'analgésine ne passe pas complètement inaltérée dans l'urine ; une partie est éliminée à l'état de combinaison sulfurique. Toutefois, aux doses habituelles auxquelles est pris ce médicament, on pourra en général constater facilement sa présence dans l'urine à l'aide du perchlorure de fer. On opérera à cet effet, d'une façon analogue à celle qui a été indiquée précédemment à propos de l'acide salicylique, c'est-à-dire qu'on ajoutera la solution de perchlorure de fer goutte à goutte, jusqu'à ce qu'elle ne paraisse plus produire de précipité dans l'urine. Cette dernière sera alors versée sur un filtre, et le liquide limpide qui s'écoulera présentera une couleur rouge sang pour peu que la quantité d'analgésine en présence soit un peu notable. Dans le cas où la coloration ne serait pas très accentuée, on l'avivera souvent en rajoutant au liquide filtré 2 ou 3 gouttes de perchlorure de fer.

Cette réaction de l'analgésine n'est pas absolument caractéristique ; mais dans les conditions où nous indiquons son emploi, elle sera susceptible de rendre service.

109. Créosote et Gaïacol. — La créosote, ainsi que l'un de ses principaux constituants, le gaïacol, après leur introduction dans l'organisme, passent en assez grande quantité dans l'urine où on les retrouve à l'état de dérivés sulfoconjugués. On pourra déceler leur présence dans ce liquide à l'aide du procédé suivant.

Ce procédé comporte il est vrai une distillation, mais qu'il sera facile de pratiquer sans appareil compliqué. Comme quelques centim. cub. au plus du distillatum sont nécessaires pour la réaction à effectuer et que d'autre part les produits phénoliques sur lesquels s'exercera cette réaction commencent à passer à la distillation dès le début de celle-ci, on opérera de la façon suivante :

Dans une cornue ou un ballon on introduira 30 ou 40 c. cub. de l'urine à examiner puis 3 ou 4 cent. c. d'acide sulfurique pur. La cornue ou le ballon seront reliés à une allonge ou à un simple tube de verre de 30 ou 40 centimètres de long convenablement inclinés pour permettre de recueillir les produits de condensation de l'urine portée à l'ébullition. On fera bouillir celle-ci et on recueillera 3 ou 4 cent. cubes de liquide distillé; et ce avant que l'allonge où le tube aient

eu le temps de s'échauffer sensiblement; sans
qu'il soit par suite nécessaire de s'occuper de les
refroidir.

2 centimètres cubes du distillatum obtenu seront
alors introduits dans un tube à essais puis, additionnés de 8 à 10 gouttes d'acide azotique versées sur
la paroi inclinée du tube de façon à ce que le
mélange des deux liquides ne soit que partiel.
Au point de séparation de ceux-ci, on verra se
développer un anneau de couleur rouge-sang si
l'urine soumise à l'essai renferme des dérivés créo-
sotés ou gaïacolés.

La coloration rouge-sang (due à la formation
de nitrophénols) est ordinairement assez fugace
et ne tarde pas à être remplacée par une coloration jaune qui envahit tout le liquide.

On pourra corroborer la réaction précédente à
l'aide de la suivante, dont nous avons déjà utilisé
le principe à propos de la recherche du naphtol
(§ 107). La distillation de l'urine, en présence de
l'acide sulfurique, sera poussée un peu plus loin
que tout à-l'heure, de façon à obtenir 10 à 12 centimètres cubes de liquide. Celui-ci sera agité dans
un tube à essais avec 3 ou 4 centimètres cubes
de chloroforme, et, après séparation de ce dernier, qui gagnera le fond du tube, on décantera
la majeure partie du liquide aqueux surnageant.
On fera alors tomber dans le tube une pastille

de potasse caustique qui, gagnant le fond de celui-
ci, plongera dans le chloroforme. Pour faciliter la
réaction, on chauffera légèrement le chloroforme
et on ne tardera pas à voir la pastille de potasse
prendre une coloration variant du rose au violet
si l'urine traitée renferme de la créosote ou du
gaïacol (1).

L'urine normale renferme d'ordinaire des composés phénoliques susceptibles de fournir les réactions ci-dessus, mais leur minime proportion est
telle que, dans le mode de recherche qui vient
d'être décrit, ils ne donneront pas de coloration
sensible avec les réactifs précités.

110. Tannin. — Introduit dans l'organisme, le
tannin y est décomposé et se retrouve dans l'urine
sous forme d'acide gallique, que l'on pourra déceler
à l'aide du perchlorure de fer lorsque la quantité
n'en sera pas trop minime. En versant dans l'urine
quelques gouttes du réactif ci-dessus, le précipité
de phosphate de fer qui se formera, blanc de sa

(1) On abrégera l'opération mais en même temps on obtiendra
des résultats bien moins nets en supprimant la distillation,
20 à 25 cent. cub. d'urine seront additionnés dans un grand tube
à essai de 10 à 12 gouttes d'acide sulfurique et portés à l'ébullition
pendant quelques instants. On laissera refroidir l'urine, puis on
l'additionnera de chloroforme et on effectuera le mélange de ces
deux liquides, non plus en secouant comme tout à l'heure, mais
en retournant 15 ou 20 fois sur lui-même le tube bouché avec le
pouce. L'opération sera terminée comme ci-dessus.

nature, apparaîtra alors coloré en noir, ou tout au moins en brun plus ou moins foncé, par le gallate de fer, qui aura pris naissance en même temps que lui.

D'autre part, après avoir additionné l'urine de quelques gouttes d'une solution alcaline (potasse, soude ou ammoniaque), on verra sa surface en contact avec l'air se colorer peu à peu et prendre une teinte brune plus ou moins foncée si elle renferme de l'acide gallique. Ce dernier essai est moins sensible que le précédent. Il devra être effectué de préférence dans un verre à expériences où l'air aura un contact plus étendu avec l'urine que si on opérait dans un tube.

CHAPITRE IV

Sédiments et Calculs Urinaires

111. Parfois l'urine, parfaitement limpide au moment de son émission, se trouble au bout d'un certain temps, notamment après son refroidissement, et donne lieu à un dépôt plus ou moins abondant au fond du vase qui la contient. D'autres fois elle est déjà trouble au sortir de la vessie, et par un repos suffisant s'éclaircit plus ou moins en donnant lieu également à un dépôt. On donne le nom de *Sédiments urinaires* aux dépôts formés dans ces conditions.

Il peut arriver que la formation de ces sédiments ait lieu non plus au dehors, mais à l'intérieur des voies urinaires, et qu'au lieu d'être entraînés avec l'urine, ceux-ci s'agglomèrent dans les reins ou dans la vessie. Ils donnent alors naissance à des concrétions plus ou moins volumineuses qui tantôt sont expulsées, tandis qu'elles n'ont encore que de faibles dimensions (*graviers, gravelle*), tantôt restent dans l'appareil urinaire et y acquièrent parfois un volume considérable par suite du dépôt continu et prolongé de la même substance ou de substances différentes. Ces concrétions portent dans ce dernier cas le nom de *Calculs*.

SÉDIMENTS

112. La nature des sédiments est parfois des plus complexes, et l'étude complète de cette question comporterait des détails dans lesquels ne me permettent pas d'entrer les dimensions de cet opuscule. Je me contenterai donc de résumer ici les indications les plus importantes pour l'examen des sédiments. Cet examen nécessite ordinairement l'emploi simultané du microscope et des réactifs chimiques, et est souvent bien plus histologique que chimique. Nous aurons donc à décrire deux sortes de recherches : l'une microscopique, l'autre chimique.

Examen microscopique

113. Pour être étudiés au microscope, les sédiments doivent d'abord être isolés de l'urine. A cet effet, cette dernière est abandonnée au repos dans des vases coniques placés dans un lieu frais. Après tassement des éléments solides, le liquide clair surnageant est décanté, et une gouttelette du résidu prise avec une pipette effilée est soumise à l'examen microscopique.

Les sédiments urinaires se divisent en deux groupes : *organisés et non organisés*. Les premiers sont constitués par des corpuscules de mucus, des cellules épithéliales, des globules sanguins ou purulents, des cylindres urinaires, des spermatozoïdes, des champignons et infusoires, des entozoaires, des bactéries, etc. Je serai bref dans la description de ces sédiments dont l'étude est plutôt du domaine de l'histologie.

Les sédiments *non organisés* sont tantôt cristallisés, tantôt amorphes. Ils sont constitués le plus ordinairement par de l'acide urique et des urates acides, par des phosphates terreux et alcalino-terreux, par de l'oxalate de chaux. Bien plus rarement on rencontre dans ceux-ci du carbonate et du sulfate de chaux, de l'acide hippurique, de l'indigotine, de la cystine, de la xanthine, des pigments biliaires, etc. Je passerai rapidement en revue les principaux de ces sédiments.

Sédiments organisés

114. Corpuscules muqueux. — Le mucus que presque toutes les urines, normales ou pathologiques, renferment en quantité plus ou moins

grande, se sépare par le repos sous forme de
flocons légers et nuageux dans lesquels on peut
surtout caractériser des débris de cellules épithéliales et de corpuscules muqueux. Ces derniers
qui constituent l'élément histologique du mucus
apparaissent au microscope sous forme de cellules
rondes, fortement granuleuses, à un ou plusieurs
noyaux, présentant de grandes ressemblances avec
les globules du pus dont elles ont à peu près
les mêmes dimensions, de sorte qu'il est assez
difficile de les différencier de ces derniers. L'absence de toute trace d'albumine dans l'urine où
on observe les corps ci-dessus, et la présence
simultanée de débris épithéliaux, fera considérer
ces corps comme des corpuscules muqueux (§ 94).

Cellules épithéliales. — Ces cellules, produit
de la desquamation de l'épithélium qui tapisse
l'appareil urinai-
re, depuis le rein
jusqu'à l'urèthre,
se présentent sous
des formes va-
riées suivant la
région dont elles
proviennent. Cel-

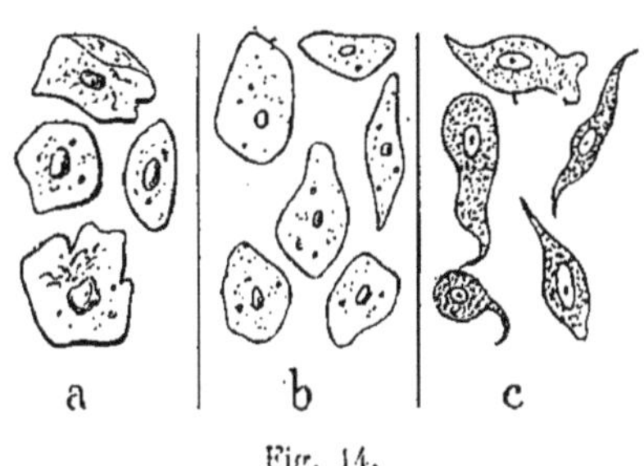

Fig. 14.

les que l'on rencontre le plus fréquemment sont
celles de la vessie. La figure 14 *a* indique l'aspect

de ces cellules qu'on pourrait confondre avec celles provenant du vagin et qu'on rencontre parfois aussi dans l'urine de femme. Ces dernières (fig. 14 *b*) sont généralement plus grandes, ont des contours plus minces et surtout un noyau plus petit que les cellules épithéliales de la vessie.

Les cellules épithéliales qui proviennent des bassinets et des uretères sont plus petites que les précédentes, en forme de massue ou de fuseau, avec leur noyau situé dans la partie renflée de la cellule (fig. 14 *c*.).

Hématies. — Se retrouvent dans le sédiment d'une urine sanguinolente, dont la nature aura ordinairement déjà été déterminée d'autre part (§ 92). Les globules sanguins, ou hématies, se présentent sous forme de disques jaunes rougeâtres, épais, légèrement biconcaves, et à bords arrondis (fig. 15 *a*). Leur diamètre étant de 7 à 8 µ, en moyenne, un grossissement un peu fort est en conséquence nécessaire pour

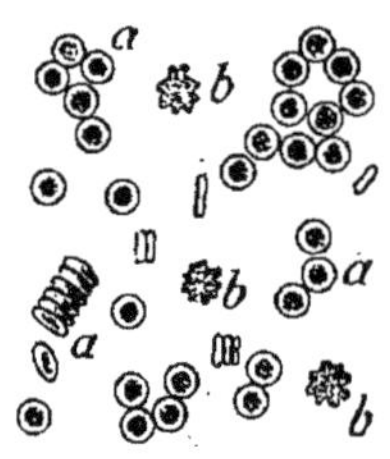

Fig. 15.

bien les examiner. Mais ces corps ne se montrent pas toujours dans le sédiment sous la forme représentée en *a* sur la figure précédente. Cette forme va en s'altérant de plus en plus à mesure

que le séjour de l'hématie dans l'urine augmente.
Le bord apparaît d'abord comme crénelé (fig. 15. *b*);
ensuite l'hématie se gonfle par endosmose, elle
devient sphérique, se décolore en abandonnant sa
matière colorante, puis ne tarde pas à devenir
méconnaissable.

Pus. — Caractérisé au point de vue histologique par ses globules ou leucocytes. La recherche
microscopique de ceux-ci a déjà été exposée (§ 94).

Cylindres urinaires. — Se rencontrent dans
le sédiment de l'urine au cours de différentes affections, notamment dans la maladie de Bright. Comme
ils n'existent souvent qu'en petit nombre dans
l'urine et ne se déposent que lentement, on abandonnera celle-ci au repos pendant plusieurs heures
avant de recueillir le sédiment formé. De plus, on
fera plusieurs préparations microscopiques, et on
examinera avec soin ces préparations, sur lesquelles
il sera préférable de ne pas mettre de lamelle. Un
grossissement de 200 diamètres environ sera suffisant et convenable pour cet examen.

Les cylindres ou tubes urinaires sont des éléments
anatomiques plus ou moins cylindriques provenant
du rein, Ils diffèrent quelque peu les uns des autres
par leur structure et peuvent être partagés en plusieurs groupes. Voici les principaux.

1° Cylindres hyalins. — Doivent leur appellation à leurs parois si transparentes, qu'au microscope on a parfois de la peine à les distinguer du liquide qui les environne (1). Ces cylindres se présentent avec un diamètre tantôt régulier sur toute leur longueur, tantôt inégal. Ils sont souvent aplatis, repliés sur eux-mêmes, et parfois contournés en tire-bouchons (fig. 16 *a*). D'une transparence souvent parfaite, ils sont parfois légèrement granuleux. On les rencontre d'ordinaire dans les affections aiguës ou chroniques du rein. Mais ils ont été trouvés aussi dans l'urine au cours de diverses maladies infectieuses (fièvre typhoïde, variole, scarlatine).

2° Cylindres épithéliaux. — Paraissent constitués par la couche épithéliale elle-même des tubes de Bellini. En général réguliers, ils sont formés par de petites cellules polyédriques ou obovales dans lesquelles apparaissent nettement les noyaux (fig. 16 *b*)·

3° Cylindres granuleux. — Semblent formés par les produits d'exsudation des tubes de Bellini. Ils ont des dimensions et des formes irrégulières, et sont constitués par une matière jaunâtre granuleuse qui paraît être de la fibrine (fig. 16 *c*). On trouve fréquemment ces cylindres dans la maladie de Bright.

(1) L'addition d'une goutte de solution d'iode dans l'iodure de potassium facilitera leur observation. On les rendra également plus visibles en faisant varier l'éclairage de la préparation, et le rendant plus oblique.

*4° **Cylindres hémorrhagiques**. — Ces cylindres
qu'on rencontre dans l'urine au cours des néphrites

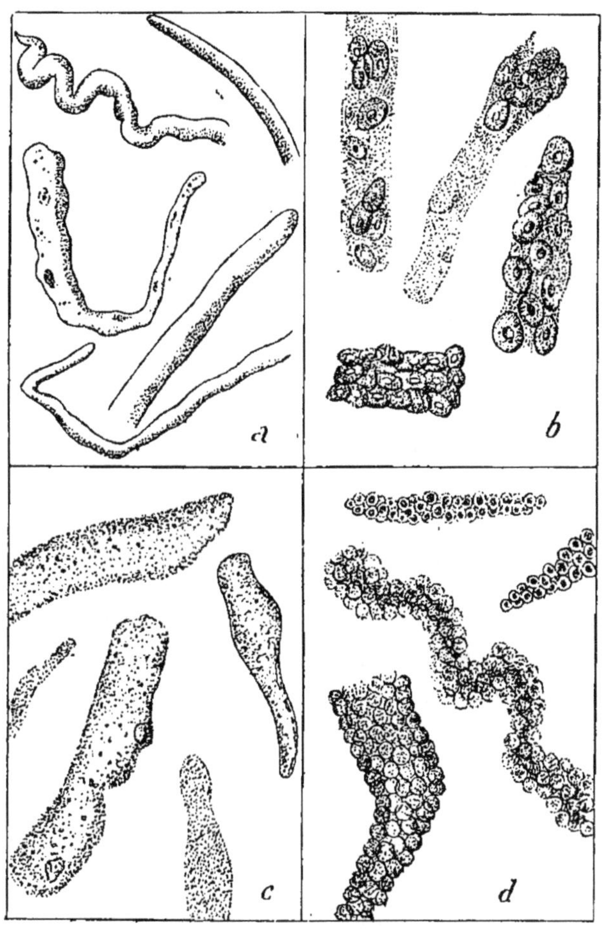

Fig. 16.

accompagnées d'hématurie, sont constitués par de la
fibrine recouverte de globules sanguins (fig. 16 *d*).

Spermatozoïdes. — Quand l'urine renferme du sperme, l'élément réellement caractéristique de ce dernier qu'on retrouve dans le sédiment est le spermatozoïde. Cet animalcule (fig. 17) se reconnaît facilement à sa tête pyriforme réunie à une queue longue et effilée. Parfois une partie de cette queue a été brisée; on peut même ne retrouver que la tête. Les spermato-zoïdes apparaissent dans l'urine gé-néralement privés de mouvements ;

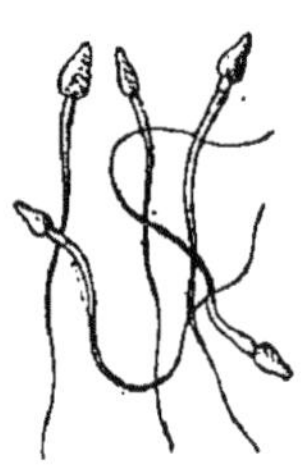

Fig. 17.

mais si celle-ci est récente et est en même temps peu acide ou neutre, on peut quelquefois les voir s'agiter dans le milieu qui les baigne. Comme les dimensions des spermatozoïdes sont très petites, un grossissement d'au moins 300 diamètres est néces-saire pour les observer convenablement. De plus on ne doit pas craindre d'abandonner au repos l'urine pendant au moins 7 ou 8 heures, avant de procéder à l'examen du dépôt formé.

Sédiments non organisés

115. L'examen microscopique donnera souvent d'utiles indications sur la nature d'un sédiment non organisé, et permettra même de le caractériser sans qu'il soit nécessaire de recourir, d'autre part, à l'analyse chimique.

Acide urique.—Celui-ci apparaîtra au microscope ordinairement coloré en jaune, jaune orangé, rougeâtre, sous des formes très variées dont les plus courantes sont représentées dans la figure 18.

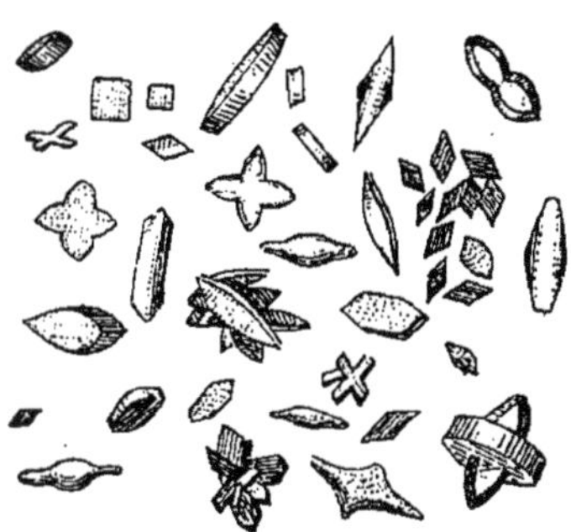

Fig. 18.

Urate acide de soude. — Se présente sous la forme de graines amorphes très petites, souvent de couleur rosée (fig. 19).

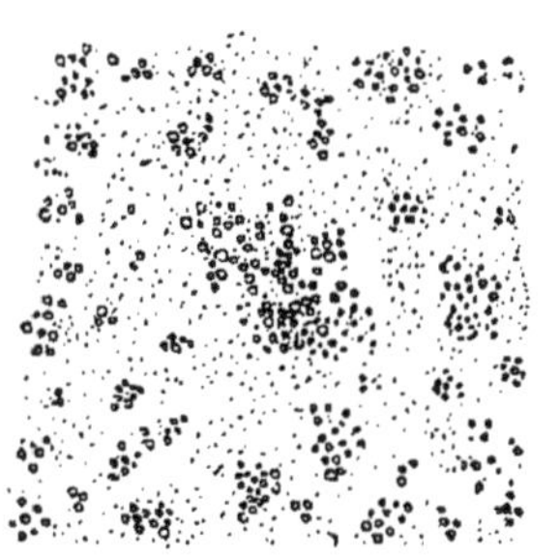

Fig. 19.

Urate acide d'ammoniaque. — Petites boules brun jaunâtre, parfois réunies entre elles à la façon d'haltères, et la plupart du temps hérissées de pointes qui les font ressembler à des fruits de marronnier d'Inde ou de datura stramonium (fig. 20). L'urate acide d'ammoniaque ne se rencontre que dans les

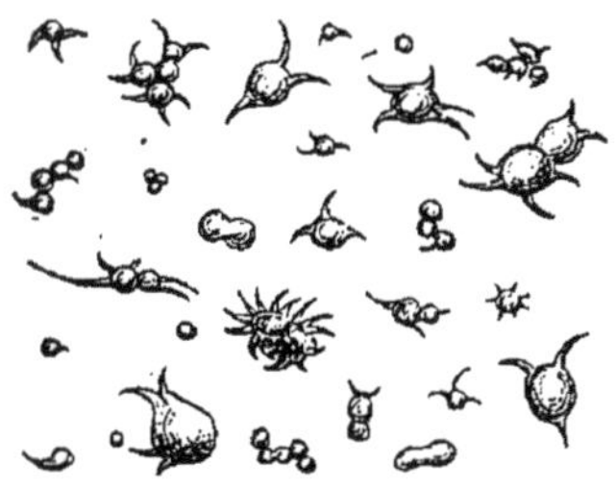

Fig. 20.

urines putréfiées (alcalines) où on le trouve ordinairement mélangé de phosphate ammoniaco-magnésien.

Phosphate ammoniaco-magnésien. — Ce
sel se dépose au sein des urines *alcalines*, en
cristaux ordinairement
volumineux, et présen-
tant un aspect caracté-
ristique qui les a fait
comparer à un couver-
cle de cercueil, à un
catafalque. La figure 21
représente les formes

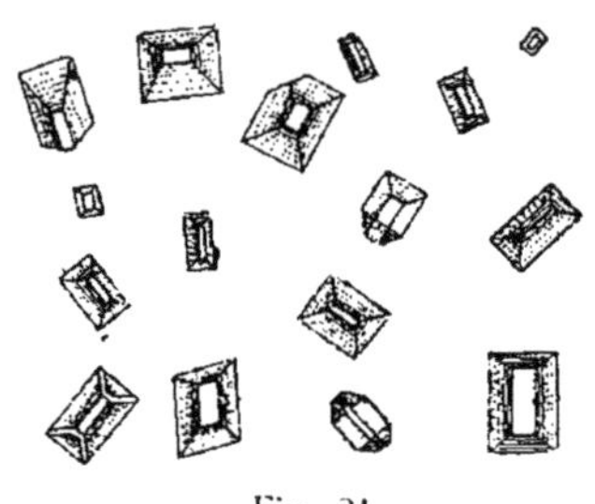

Fig. 21.

les plus courantes des cristaux de phosphate
ammoniaco-magnésien trouvés dans l'urine.

Phosphate de chaux. — Se rencontre dans
les sédiments, soit à
l'état de phosphate
bibasique, ordinai -
rement cristallisé ,
soit à l'état de phos-
phate tribasique,
toujours amorphe.
Cristallisé, le phos-
phate bicalcique
apparaît au micros-

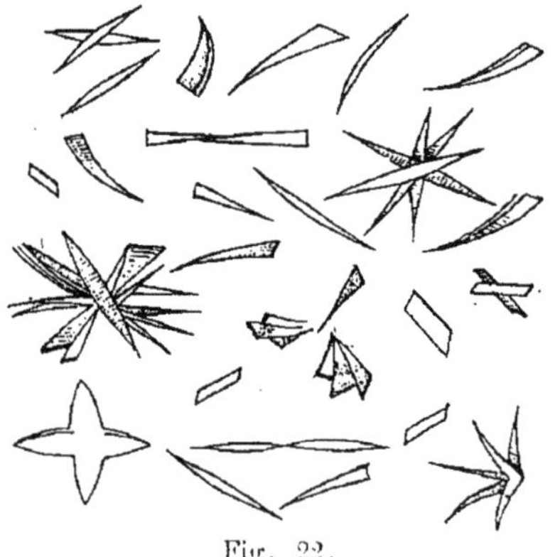

Fig. 22.

cope sous la forme d'aiguilles, de coins, de cristaux
groupés en rosettes (fig. 22).

Oxalate de chaux. — C'est surtout à l'examen microscopique que l'on reconnaît ce sel qui se présente dans les sédiments urinaires sous forme de cristaux tout à fait caractéristiques. Ceux-ci

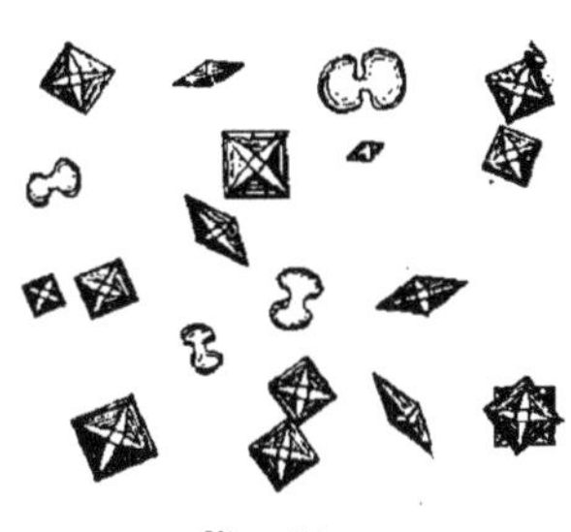

Fig. 23.

apparaissent sous forme d'octaèdres brillants, très réguliers, transparents, et réfractant fortement la lumière. Vus perpendiculairement, ils ressemblent à une enveloppe de lettre ; quelquefois ils affectent la forme d'un losange (fig. 23), et plus rarement celle d'un sablier ou d'un huit de chiffre, dernière forme désignée par les auteurs anglais sous le nom de *Dumb-Bells*.

Cystine. — Bien que la présence de la cystine dans les sédiments soit très rare, je mentionnerai

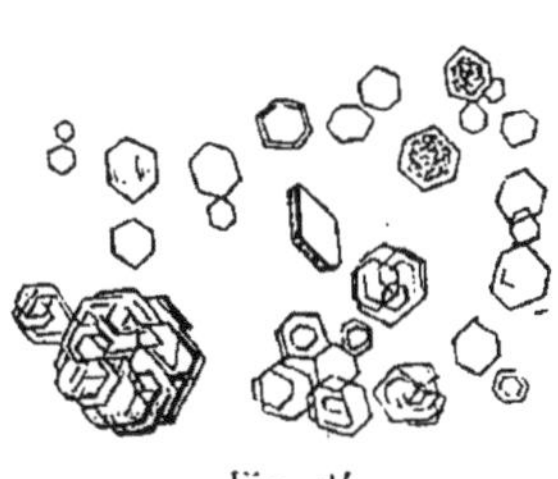

Fig. 24.

ici ce corps, à cause de la forme de ses cristaux qui, dans les conditions où ils se sont ordinairement formés au sein de l'urine, c'est-à-dire lentement, représentent des tables héxagonales caractéristiques (fig. 24). Comme l'acide urique cristallise quelquefois, lui aussi, en tables à six côtés pouvant, le cas échéant, amener un doute sur la nature réelle des cristaux examinés, on lèverait ce doute en traitant le sédiment par l'acide chlorhydrique qui dissoudrait les cristaux de cystine, laissant intacts ceux d'acide urique.

Essai chimique

116. Quand les éléments d'un sédiment se présenteront à l'état amorphe ou tout au moins ne renfermeront pas de particules cristallines suffisamment nettes pour déceler leur nature, on devra recourir dans ce but à l'essai chimique qui permettra de caractériser facilement dans le sédiment les corps suivants :

Acide urique. — Une petite quantité de sédiment, déposée au fond d'une capsule de porcelaine de faible dimension, sera imbibée d'une goutte ou deux d'acide azotique et légèrement chauffée sur une lampe à alcool. La matière se dissoudra avec effervescence dans l'acide. Après évaporation à siccité, le résidu additionné d'une goutte d'ammoniaque prendra une belle coloration pourpre. Cette réaction, dite de la *muréxide*, est extrêmement sensible ; elle est caractéristique de l'acide urique et s'applique aussi bien aux urates qu'à l'acide urique libre.

Urate acide de soude. — Ce sel, soumis au traitement précédent, donne identiquement le même résultat, c'est-à-dire formation de *muréxide* ou *purpurate d'ammoniaque*. Un moyen de le différencier de l'acide urique consistera d'abord à en mettre une certaine quantité avec quelques centimètres cubes de l'urine qui l'aura laissé déposer, et à chauffer le mélange dans un tube à essais à 40° ou 50°. Le sédiment se dissoudra dans ces conditions s'il est dû à de l'urate de soude. D'autre part, l'urate de soude traité sur le porte-objet même du microscope qui a servi à l'observation, par une goutte d'acide chlorhydrique, présentera, après évaporation spontanée, les formes cristallines de l'acide urique (prismes droits de préférence) et des cubes de chlorure de sodium.

Avec l'urate de potasse, on obtiendrait un résultat analogue : cristaux d'acide urique et cubes de chlorure de potassium.

Urate d'ammoniaque. — Ce sel, s'il n'a pu être reconnu au microscope grâce à sa forme cristalline, sera assez difficile à caractériser chimiquement, étant donné que, déposé dans une urine alcaline, il se trouve ordinairement mélangé à du phosphate ammoniaco magnésien, c'est-à-dire

à un autre sel qui renferme la même base que
lui. Le mieux sera de répéter sur le porte-objet
du microscope la réaction précédemment décrite
à propos de l'urate de soude. Le sédiment, après
addition d'acide chlorhydrique et évaporation
spontanée, présente cette fois, à côté des cristaux
d'acide urique des arborisations dues à la formation de chlorhydrate d'ammoniaque.

Phosphate ammoniaco - magnésien. —
La façon la plus commode et la plus sûre de le
reconnaître est l'examen microscopique des cristaux
précédemment indiqué. Ce n'est que lorsque le
microscope ne donnera pas de résultats nets, ou
qu'on n'aura pas cet instrument sous la main,
qu'on recourra à l'essai chimique. A l'aide de
celui-ci on caractérisera le phosphate ammoniaco-
magnésien d'une façon suffisante dans la circonstance en déterminant deux de ses éléments :
l'acide phosphorique et l'ammoniaque, et en
constatant d'autre part, la fusibilité du sel au
chalumeau.

Le phosphate ammoniaco-magnésien ne se dépose
que dans les urines alcalines ou tout au moins
neutres ; il se dissout facilement et sans effervescence dans l'acide acétique. Une petite quantité
de la solution acétique mise dans un tube à
essais avec volume égal de molybdate d'ammo-

niaque et chauffée, donnera lieu à un précipité jaune serin de phosphomolybdate d'ammoniaque, décelant ainsi la présence de l'acide phosphorique.

D'autre part, un peu du sédiment primitif chauffé légèrement dans un tube à essais avec quelques gouttes de lessive de soude ou de potasse, laissera échapper des vapeurs ammoniacales dont on pourra constater le dégagement en appliquant à l'orifice du tube un morceau de papier rouge de tournesol préalablement humecté d'eau. La partie de ce papier en contact avec les vapeurs ammoniacales deviendra bleue.

Phosphate de chaux. — Qu'il soit à l'état bibasique ou à l'état tribasique, ce sel ne se rencontre que dans les sédiments d'urines alcalines ou neutres. A l'état bibasique on le voit pourtant quelquefois se déposer dans des urines très légèrement acides. Ce sel est très soluble dans l'acide acétique, et la solution ainsi obtenue permettra de caractériser facilement ses éléments de la façon suivante : Comme il a été indiqué au paragraphe précédent, l'acide phosphorique sera mis en évidence à l'aide du molybdate d'ammoniaque. Dans une autre portion de la solution acétique, on versera de l'oxalate d'ammoniaque. Ce dernier réactif déterminera un précipité blanc d'oxalate de chaux insoluble dans l'acide acétique

qui l'environne, mais soluble dans les acides minéraux, ainsi qu'on pourra s'en assurer en versant
quelques gouttes d'acide chlorhydrique ou d'acide
azotique sur le précipité ; ce dernier disparaîtra.

Oxalate de chaux. — Comme le phosphate
ammoniaco-magnésien, l'oxalate de chaux est surtout caractérisé à l'état cristallin, à l'aide du
microscope. Quant à l'essai chimique de ce sel,
il comporte quelques difficultés, et j'en parlerai
un peu plus loin à propos des calculs ; car
l'oxalate de chaux se trouve, en général, en trop
petite quantité dans les sédiments pour qu'on
puisse le soumettre à l'analyse chimique. Conten-
tons-nous de dire ici que ce sel, soluble dans les
acides minéraux, est au contraire insoluble dans
l'acide acétique, caractère qui le distinguera des
phosphates de chaux et de magnésie.

117. Quelle interprétation donner à la présence
de l'oxalate de chaux, c'est-à-dire de l'acide
oxalique dans une urine ? Cet acide peut provenir
de deux sources différentes. Il peut provenir d'une
alimentation qui en renferme (oseille, tomates,
épinards, chocolat, thé, etc.) ou de l'usage de
certains médicaments qui, comme la rhubarbe,
en contiennent également. Dans ce cas la présence
de l'acide oxalique dans l'urine n'a aucune signification pathologique. Mais, sans avoir été ingéré

au préalable sous une forme quelconque, on voit souvent l'acide oxalique apparaître dans l'urine et ses sédiments lorsque les combustions internes de l'organisme sont diminuées. C'est ainsi qu'on peut constater son élimination par l'urine dans les troubles de la respiration ou de la circulation, dans la dyspepsie, la gravelle urique, le diabète sucré, etc. Enfin, au lieu d'être accidentelle comme dans le premier cas, ou bien liée à la présence d'une maladie bien caractérisée, l'élimination de l'acide oxalique a lieu aussi parfois pendant un temps plus ou moins long et en plus ou moins grande abondance, sans qu'on puisse la rattacher à aucun symptôme bien défini. Elle constitue alors une maladie spéciale, essentielle, désigné sous le nom d'*Oxalurie*. Dans ces conditions, elle est souvent la cause de la formation de calculs d'oxalate de chaux dans les voies urinaires.

CALCULS

118. Ainsi que nous l'avons vu précédemment, on donne ce nom aux concrétions urinaires assez volumineuses pour ne pas s'échapper au dehors par les voies naturelles. L'étude chimique des calculs ne pourra donc être entreprise qu'après leur extraction de la vessie ou des reins, à l'aide d'une opération chirurgicale, ou après l'autopsie.

Rarement les calculs sont constitués par une substance unique, et leur composition est parfois assez complexe. Pas plus que pour les sédiments je ne puis aborder ici leur étude détaillée. Je me contenterai d'indiquer la façon de déterminer la nature de ceux en présence desquels on se trouvera dans l'immense majorité des cas.

Les calculs qu'on rencontre fréquemment dans les voies urinaires peuvent se répartir en deux groupes : les calculs *uriques*, essentiellement constitués par de l'acide urique ou des urates; les calculs *phosphatiques*, dans la composition desquels dominent les phosphates alcalino-terreux. Les premiers se sont formés de préférence dans un milieu acide et souvent très acide ; les seconds prennent toujours naissance dans un milieu alcalin ou tout au moins neutre. Parfois l'acidité de l'urine alternant avec son alcalinité entraîne l'alternance des dépôts urique et phosphatique, de sorte qu'il n'est pas rare de rencontrer des calculs formés de couches successives des deux espèces de dépôts.

119. Calculs uriques. — Ces calculs, dont le volume peut varier depuis celui d'un grain de maïs jusqu'à celui d'un œuf de poule, sont les plus fréquents. Leur surface est lisse, colorée en jaune tirant sur le gris ou le brun; leur dureté

est assez grande. Quand le chirurgien se livre à
leur recherche dans la vessie à l'aide d'un explo-
rateur métallique introduit dans cet organe, sous
le choc de l'instrument ils rendent un son sec,
clair, qui permet d'établir d'emblée le diagnostic
de calcul. Dans ces conditions, les calculs phosphatiques, au contraire, ne donnent qu'un son
mat, ou même ne permettent de constater leur
existence que grâce à l'obstacle qu'ils constituent
pour l'instrument qui les rencontre.

Pour établir la nature urique d'un calcul, on
répétera l'essai déjà indiqué à propos des sédiments d'acide urique et d'urates. Un petit fragment du calcul (quelques centigrammes), déposé
au fond d'une capsule de porcelaine, sera chauffé
avec quelques gouttes d'acide azotique et la solution produite évaporée à siccité. Sous l'influence
d'une goutte d'ammoniaque, le résidu prendra une
coloration rouge pourpre si le calcul contient de
l'acide urique *(réaction de la muréxide)*.

Si l'opérateur dispose d'une capsule de platine
ou même d'une simple cuillère en fer, qu'il ait
la possibilité de chauffer assez fortement (avec un
bec à gaz de Bunsen, par exemple), il pourra
pousser plus loin l'examen de son calcul. Un
fragment de ce dernier, chauffé suffisamment dans
l'un des récipients sus-indiqués, noircira, puis disparaîtra en ne laissant qu'un résidu insignifiant

si le calcul est constitué par de l'acide urique. Dans le cas, au contraire, où on se trouverait en présence d'un urate alcalin (de potasse ou de soude), celui-ci, par la calcination, abandonnera un résidu constitué par un carbonate de la même base. Traité par quelques gouttes d'eau, ce résidu se dissoudra, communiquant au liquide la propriété de ramener au bleu un morceau de papier de tournesol rouge trempé dedans. Enfin, si on rend acide la solution avec un peu d'acide chlorhydrique et qu'on en triture avec un agitateur quelques gouttes mélangées à une goutte également de solution concentrée de bichlorure de platine, on obtiendra un précipité jaune si la base en présence est la potasse, et rien dans le cas de la soude.

Cette dernière pourra être caractérisée par un essai pyrognostique. L'extrémité d'un fil de platine bien propre, trempée dans la solution chlorhydrique précédente, puis plongée dans la flamme, aussi peu éclairante que possible, d'un bec Bunsen, déterminera dans cette dernière une coloration jaune intense pour peu que la soude existe en proportion sensible dans le liquide examiné.

120. Calculs phosphatiques. — Ces calculs sont en général blanchâtres, mous, poreux, et s'écrasent très facilement quand le phosphate ammoniaco-magnésien prédomine dans leur composition. Ils sont un peu plus durs, mais

toujours bien moins que ceux d'acide urique,
quand ils sont constitués par du phosphate de
chaux. Ces calculs sont en général mélangés de
carbonate de chaux, et font alors effervescence
quand on les met en contact avec un acide.

Les calculs phosphatiques se dissolvent facile‑
ment dans les acides chlorhydrique et acétique,
ce qui les distingue des calculs uriques ; leur solubilité dans l'acide acétique les distinguant encore
des calculs d'oxalate de chaux insolubles dans ce
dernier réactif, ainsi que nous l'avons déjà vu.

Une petite quantité de la solution acétique (1)
du calcul additionnée de son volume de solution
de molybdate d'ammoniaque et chauffée dans un
tube à essais donne lieu au précipité jaune de
phospho-molybdate d'ammoniaque déjà indiqué à
propos de la recherche de l'acide phosphorique
dans les sédiments (2).

Une nouvelle quantité de la solution acétique
du calcul traitée par une ou deux gouttes d'oxalate

(1) On évitera d'employer l'acide chlorhydrique dans le cas
présent pour dissoudre le calcul phosphatique, le précipité de
phospho-molybdate d'ammoniaque ne se formant qu'incomplètement ou pas du tout en présence d'un excès d'acide chlorhydrique.
Mais on pourra se servir d'acide azotique à la place d'acide
acétique.

(2) Si le phosphate est mélangé dans le calcul à une quantité
plus ou moins grande d'éléments organiques, ceux-ci gênent
parfois la précipitation du phospho-molybdate d'ammoniaque. Il
est préférable alors de détruire la matière organique par calcination avant de procéder à la dissolution acide du ré-idu.

d'ammoniaque donnera, si on se trouve en présence de la chaux, un précipité d'oxalate de chaux insoluble dans l'acide acétique mais soluble dans l'acide chlorhydrique.

Dans un calcul de phosphate ammoniaco-magnésien, indépendamment de l'acide phosphorique, on mettra facilement en évidence l'ammoniaque en introduisant dans un petit tube à essais un peu du calcul réduit en poudre et le traitant comme il a été dit plus haut à propos des sédiments.

La détermination de l'acide phosphorique et de l'ammoniaque pourra suffire à la rigueur pour caractériser le calcul de phosphate ammoniaco-magnésien qui sera de plus léger, souvent brillant et cristallin. Mais si on tenait à identifier le calcul jusqu'au bout, c'est-à-dire à s'assurer que la magnésie entre dans sa constitution, et qu'on se trouve bien en présence de phosphate ammoniaco-magnésien, le mieux serait de dissoudre ce calcul dans un acide, puis de reprécipiter le phosphate de façon à rendre le précipité caractéristique. A cet effet un fragment du calcul pulvérisé serait dissous dans l'acide chlorhydrique ; la solution filtrée puis additionné d'acide citrique (1) serait ensuite sur-

---

(1) L'addition d'acide citrique a pour but de s'opposer, le cas échéant, à la précipitation simultanée du phosphate de chaux qui accompagne presque toujours en quantité plus ou moins grande le phosphate ammoniaco-magnésien dans les calculs.

saturée par l'ammoniaque. Le phosphate ammoniaco-magnésien se reprécipiterait dans ces conditions avec son aspect caractéristique, qu'on pourrait
de plus contrôler au microscope.

Chauffés assez fortement sur une lame de
platine ou sur une cuillère en fer, les calculs
phosphatiques ne se modifient pas sensiblement en
apparence; ils deviennent simplement plus blancs.
Dans les mêmes conditions un calcul d'oxalate de
chaux serait transformé en carbonate de chaux et
même en chaux caustique. Le résidu serait alors
devenu soluble dans l'acide acétique, avec effervescence, s'il était à l'état de carbonate, sans effervescence, dans le cas où la chaux se trouverait à l'état
caustique. Sous cette dernière forme on la caracté-
riserait en additionnant de quelques gouttes d'eau
une partie du produit de la calcination. L'eau dissolvant un peu de chaux acquerrait la propriété de
ramener au bleu un morceau de papier de tournesol rouge qu'on mettrait en contact avec elle.

121. Calculs d'oxalate de chaux. — Bien
qu'infiniment moins fréquents que les précédents
ces calculs se rencontrent encore de temps en
temps; c'est la raison pour laquelle je vais en
dire un mot.

On leur donne parfois le nom de *mûraux*, à
cause de l'état souvent mamelonné de leur sur-

face qui les fait ressembler à une mûre. Ces calculs sont très durs et ne se dissolvent que difficilement dans les réactifs appropriés. Tout petits, ils sont lisses et blanchâtres ; mais dès qu'ils ont acquis une certaine grosseur, leur surface devient rugueuse et ils prennent alors une coloration brune plus ou moins foncée due au sang provenant des petites hémorrhagies que détermine sur la muqueuse vésicale le contact des aspérités qu'ils présentent.

Les caractères chimiques de ces calculs ont déjà été mentionnés çà et là en parlant des autres calculs. Je les énonce à nouveau en les rassemblant ici.

Réduits en poudre, les calculs mûraux ne se dissolvent que lentement à froid, et sans effervescence, dans les acides chlorhydrique ou azotique ; ils sont insolubles, aussi bien à chaud qu'à froid, dans l'acide acétique. Calcinés, ces mêmes calculs laissent un résidu de carbonate de chaux plus ou moins mélangé de chaux caustique et faisant effervescence avec les acides. Dans la solution obtenue, on caractérisera la **chaux** à l'aide de l'oxalate d'ammoniaque ainsi qu'il a déjà été indiqué (§ 120). Ces réactions seront suffisantes pour établir la nature du calcul qui nous occupe en ce moment. Si l'opérateur tenait cependant à identifier l'acide oxalique lui-même, cette caractérisation serait tant soit peu plus délicate ; le plus pratique et le plus sûr dans ce cas serait sans doute de procéder d'une façon analogue à celle indiquée un peu plus haut à propos des calculs de phosphate ammoniaco-magnésien, c'est-à-dire de dissoudre un fragment du calcul dans l'acide chlorhydrique, filtrer la solution, puis la sursaturer avec précaution par l'ammoniaque, de façon à n'amener que le plus lentement possible la formation du précipité. Dans ces conditions, en examinant ce dernier au microscope on aurait chance de retrouver la forme caractéristique des cristaux d'oxalate de chaux précédemment signalée (§ 115).

L'essai des calculs que nous venons d'esquisser n'est pas toujours aussi simple que nous l'avons supposé. Sans nous occuper d'autres éléments que ceux considérés précédemment et que nous avons rangés en deux groupes, urique et phosphatique (sans parler de l'oxalate de chaux), il faut dire que ces groupes d'éléments se trouvent souvent mélangés entre eux en proportions variables, ce qui peut alors compliquer pas mal les procédés simples d'analyse précédemment exposés. Je ne puis malheureusement pas m'étendre ici plus longuement sur ce point particulier de mon sujet; mais je suis persuadé, au surplus, que les indications que je viens de donner touchant l'essai des calculs seront suffisantes pour les recherches que nécessitent les besoins de la clinique.

CHAPITRE V

SANG

122. — Un volume entier comme celui-ci ne
serait pas de trop pour exposer ce qui a trait
seulement à la composition, aux propriétés chimiques et à l'analyse du sang. Rien d'étonnant,
en conséquence, à ce que je ne rappelle ici, sur
cet élément primordial de notre organisme, que
les notions les plus importantes à connaître pour
le praticien. Quant à l'analyse chimique proprement dite du sang, il ne peut en être question,
et, à son sujet, je ne puis que renvoyer aux
traités spéciaux, qui, au surplus, ne seront guère
consultés avec fruit que par les gens familiarisés
avec le genre des opérations également spéciales
que nécessite l'analyse d'un liquide comme le sang.

Le sang est formé par une partie liquide appelée *plasma (liquor)*, tenant en suspension des éléments figurés nommés *globules (cruor)*. Ceux-ci se divisent en globules rouges ou *hématies*, corpuscules discoïdes, transparents, qui donnent au sang sa couleur, et en globules blancs ou *leucocytes*, éléments sphériques, d'aspect granuleux, beaucoup moins nombreux que les précédents et un peu plus gros qu'eux. A ces globules, il faut joindre les *hématoblastes* de Hayem (1), éléments particuliers, très petits, destinés, d'après ce savant, à devenir des globules rouges.

Le sang est toujours alcalin ; sa densité moyenne est de 1,055.

123. Quelques minutes après sa sortie des vaisseaux, il se coagule. Sa coagulation à l'air est favorisée par la chaleur, par l'agitation, par la dilution du sang (hémorrhagie). Elle est retardée au contraire par la présence d'une très petite quantité d'alcali caustique ou carbonaté, et peut même être totalement empêchée si la proportion d'alcali atteint quelques millièmes. Les acides organiques et les acides minéraux assez étendus pour ne pas coaguler l'albumine retardent aussi la coagulation. La présence d'un excès d'acide

(1) D'autres auteurs donnent à ces derniers corps le nom de *granulations libres*.

carbonique (sang veineux) agit dans ce sens. Il
en est encore de même du froid. Pareillement un
certain nombre de matières salines, le sulfate de
soude, le nitrate de potasse, le sel marin, etc.,
ajoutés au sang en grande quantité empêchent
complètement sa coagulation.

On rend encore le sang non spontanément
coagulable en lui ajoutant au sortir de la veine
une proportion convenable d'un sel alcalin susceptible de précipiter les sels de chaux que renferme
ce liquide ; en le *décalcifiant*, comme on dit.
L'oxalate neutre de potasse et le fluorure de
sodium sont les sels les plus convenables à
employer dans ce but.

Si on fait arriver dans un vase renfermant
une partie d'oxalate de potasse au 1/10me, 10 parties
de sang sortant du vaisseau, ou encore si on a
mis au fond du vase qui reçoit le sang, la millième
partie du poids de celui-ci, d'oxalate de potasse
finement pulvérisé, et qu'on agite vivement pour
dissoudre rapidement le sel, le sang que l'on
recueille ainsi ne se coagule pas. De même l'addition à ce sang de 2 0/00 d'un fluorure alcalin le
rendrait non spontanément coagulable.

Enfin on obtient du sang non spontanément
coagulable quand avant de l'extraire des vaisseaux
on a eu soin d'injecter dans le système veineux

une solution de protéoses (produit de la digestion
gastrique de la fibrine, par exemple (1).

124. Cruor. — Constitué, nous l'avons vu, par
les parties solides du sang ou globules qui représentent à peu près la moitié du poids du sang·
Les globules rouges, de beaucoup les plus nombreux, sont aussi les plus importants. Leur trame
est constituée par une matière albuminoïde particulière, incolore, la *globuline*. Celle-ci donne au
globule sa forme et son élasticité. Elle est gorgée
d'une matière colorante l'*hémoglobine*. Le globule
rouge contient encore de la lécithine, de la cholestérine, des graisses, des matières minérales dans
lesquelles dominent les sels de potasse, des gaz.

125. Hémoglobine. — L'hémoglobine est la
matière colorante des globules rouges dans la constitution desquels elle entre pour les 9/10. Elle a la
composition des albuminoïdes et renferme du fer.
Soluble dans l'eau, elle est au contraire insoluble
dans l'alcool. Une propriété remarquable de ce corps
est de fixer l'oxygène en donnant lieu à un nouveau
composé l'*oxyhémoglobine* qui, sous l'influence de
phénomènes de dissociation, abandonnera à son tour
facilement l'oxygène absorbé en régénérant l'hémoglobine. C'est à l'aide de cette double réaction que

(1) Arthus. — Éléments de chimie physiologique, Paris, 1895.

s'effectue, par l'entremise du sang, et par la voie pulmonaire, le transport de l'oxygène dans tout l'organisme.

L'oxyhémoglobine présente des phénomènes optiques précieux pour la recherche du sang. Si on examine en effet au spectroscope une solution étendue de cette substance, ou du sang très dilué, on constate deux bandes obscures caractéristiques dans le spectre qu'on aperçoit. Ces deux bandes situées dans la région jaune-vert du spectre, entre les raies

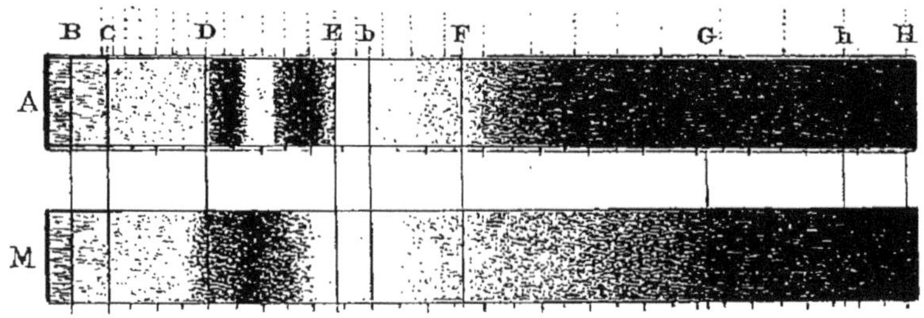

Fig. 25.

D et E du spectre solaire (fig. 25 A) sont, l'une un peu plus foncée et un peu plus étroite, à proximité de la raie D, l'autre un peu plus claire et un peu plus large, au voisinage de la raie E. Vient-on à réduire l'oxyhémoglobine qui a produit ces raies, c'est-à-dire à lui enlever son oxygène à l'aide d'agents avides de cet élément (sulfures alcalins, protochlorure d'étain, etc.)? le spectre de cette *hémoglobine réduite*, ou

hémoglobine proprement dite, ne présentera plus
qu'une bande unique d'absorption (bande de réduction de Stokes). Cette nouvelle bande unique, plus
large que chacune des deux raies précédentes, est
encore comprise entre les raies D et E du spectre
solaire, plus voisine de D que de E (fig. 25M).

Enfin, si on fait passer dans la solution d'hémoglobine réduite un courant d'oxygène, la bande
unique de réduction disparaîtra dans le spectre pour
faire place aux deux bandes primitives données par
l'oxyhémoglobine.

L'oxyde de carbone forme, lui aussi, avec l'hémoglobine une combinaison anologue à celle que
donne l'oxygène (*hémoglobine oxycarbonée*), mais
beaucoup plus stable qu'elle, si bien qu'il chasse
l'oxygène de sa combinaison avec l'hémoglobine et
l'empêche de se fixer dorénavant sur elle. C'est à
cette malheureuse propriété de l'oxyde de carbone
que sont dues les asphyxies par ce gaz.

L'hémoglobine oxycarbonée donne un spectre
d'absorption à deux bandes obscures, analogue à
celui de l'oxyhémoglobine, avec cette différence que
les deux bandes sont un peu plus rapprochées l'une
de l'autre et déplacées vers la droite. De plus, ces
bandes ne peuvent disparaître sous l'influence des
réducteurs comme celles que donne au spectroscope
l'oxyhémoglobine. Si on ajoute à ces propriétés que
le sang oxycarboné garde son ton rouge vif quand

on l'additionne d'un léger excès de soude, tandis que
dans ces conditions le sang normal brunit aussitôt
en donnant naissance à de l'hématine, on a là des
moyens précieux de reconnaître un empoisonnement par l'oxyde de carbone, même plusieurs jours
après la mort. (Hoppe-Seyler).

126. Hématine. — Sous l'influence de la
chaleur, sous celle des acides et des alcalis, ou bien
encore en présence du suc gastrique ou du suc pancréatique (1), l'hémoglobine se dédouble en une
substance albuminoïde nouvelle et en *hématine*. En
même temps on trouve dans la liqueur des acides
gras. L'hématine est un nouveau pigment qui contient tout le fer de l'hémoglobine mais ne renferme plus de soufre. C'est un corps amorphe, bleu
noirâtre, à poussière brun rougeâtre. Insoluble
dans l'eau, l'alcool, l'éther, le chloroforme, l'hématine est au contraire facilement soluble dans
l'eau alcalinisée ou l'alcool acidifié. Ce qui fait ici
l'intérêt de cette substance, c'est que, combinée à
l'acide chlorhydrique, elle donne un sel *(chlorhydrate d'hématine* ou *hémine)* dont les cristaux sont
caractéristiques et servent à la détermination
chimico-légale des taches de sang quand on ne

(1) C'est pour cette dernière raison qu'on trouve de l'hématine
dans les excréments, à la suite d'une alimentation renfermant du
sang, de même qu'à la suite d'hémorrhagies gastrique ou intestinale.

dispose que d'une minime parcelle de matière suspecte. Il suffit à cet effet de déposer sur une lame de verre une trace de sang desséché et de l'additionner d'une goutte de solution au dixième de chlorure de sodium, qu'on fait évaporer à une douce chaleur. On ajoute ensuite une goutte d'acide acétique cristallisable et on chauffe légèrement, pour faire disparaître à peu près complètement l'acide acétique. Par le refroidissement, il se forme des cristaux caractéristiques de couleur brune, presque noire, qui apparaissent au microscope sous la forme d'aiguilles rhomboédriques ordinairement groupées en étoiles (Fig. 26). Ces cristaux, appelés parfois cristaux de Teichmann, sont insolubles dans l'eau, l'alcool, l'éther, les acides étendus. Ils sont solubles, au contraire, dans les alcalis étendus.

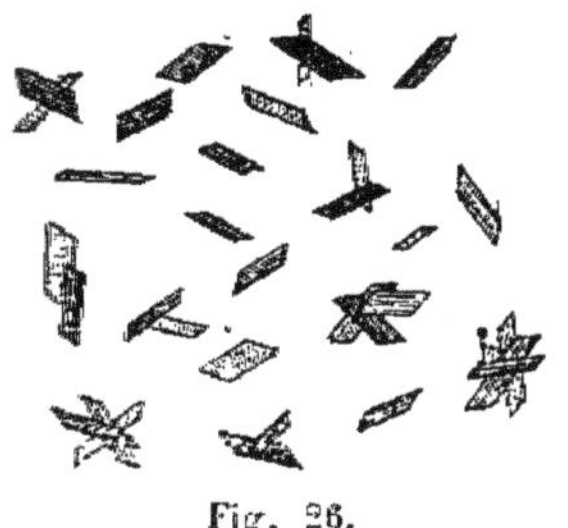

Fig. 26.

127. Hématoïdine. — Matière colorante que l'on rencontre dans les anciens foyers hémorrhagiques et qui dérive de l'hémoglobine. Elle cristallise en tables losangiques solubles dans le sulfure de carbone, auquel celles-ci communiquent une couleur rouge vif. L'hématoïdine ne donné pas de bandes d'absorption au spectroscope. Elle paraît identique à la bilirubine.

128. Plasma ou **Liquor**. — Le plasma, c'est
le sang moins les globules; c'est le liquide incolore qui se coagule au sortir des vaisseaux et
emprisonne les globules dans sa masse pour former
le *Caillot*. La matière coagulée ou fibrine, qui n'apparaît qu'au moment de la coagulation du sang,
ne préexistait pas à cet état. Si l'on reçoit, en
effet, le sang d'une saignée dans une solution saturée
de sulfate de soude, ou bien d'oxalate de potasse
au 1/100me, il n'y a plus coagulation du plasma.
Les globules se déposent peu à peu, et l'on peut
décanter au bout de quelques heures le plasma
liquide, additionné de sulfate de soude dans le
premier cas, d'un peu d'oxalate de potasse et
d'oxalate de chaux dans le second.

Obtenu à l'état pur, le plasma constitue un
liquide un peu visqueux, de couleur jaune verdâtre
chez l'homme. Sa densité est de 1027. Il est légèrement alcalin, d'un goût salé, d'une odeur fade.

Bien refroidi il ne se coagule pas. Vers 12°, il se
prend en une gelée opalescente qui s'attache d'abord
aux parois des vases, puis envahit la masse et se
contracte peu à peu en devenant opaque et en abandonnant une partie liquide qui porte le nom de
Sérum.

Le plasma peut être considéré comme une solution
d'albumines diverses, renfermant de plus quelques
sels, des graisses, des matières extractives, des gaz.

Les substances albuminoïdes du plasma, telles qu'on les connait aujourd'hui, sont au nombre de 3 :

Une albumine — la *Sérumalbumine.*

Deux globulines — la *Sérumglobuline* et la *Substance fibrinogène.*

La nature de ces albuminoïdes, et leur rôle dans les transformations que subit le plasma sanguin n'ont pas été établis d'emblée, mais lentement au contraire, et à la suite de recherches longues et nombreuses. C'est Denis (de Commercy) qui, il y a tantôt quarante ans, dans un travail fondamental sur le sang, fournit les premières notions sur la constitution du plasma. A ce plasma obtenu en recevant le sang dans une solution saturée de sulfate de soude, il ajoutait un excès de chlorure de sodium en poudre fine de manière à sursaturer le plasma, et voyait se former des flocons d'une matière pulpeuse à laquelle il donna le nom de *Plasmine* (1). Cette plasmine additionnée de 15 à 20 fois son poids d'eau froide se dédoublait en donnant naissance à deux nouvelles substances : l'une insoluble que Denis appela *fibrine concrète* (c'est la fibrine proprement dite), l'autre soluble, que le même auteur désigna sous le nom de *fibrine dissoute.* Cette théorie de Denis sur la plasmine et sur l'origine de la fibrine eut cours pendant de longues années. Elle a été

(1) La plasmine de Denis était un mélange de sérumglobuline et de substance fibrinogène.

reconnue inexacte. Sans entrer dans l'énumération des étapes que parcourut la question, disons de suite qu'à l'heure actuelle les faits suivants paraissent acquis à la science :

Il existe dans le plasma sanguin un albuminoïde (*fibrinogène* d'Hammarsten, *substance fibrinogène* de Schmidt) qui, sous l'influence d'un ferment soluble, le *fibrinferment,* sécrété par les globules blancs du sang, mais seulement une fois ceux-ci sortis des vaisseaux, se dédouble en deux substances dont l'une, globuline coagulable à 64°, se retrouve dans le sérum, tandis que l'autre, insoluble, constitue la fibrine. Pour que le dédoublement ait lieu, il faut de plus, ainsi que l'ont démontré Arthus et Pagès, l'intervention des sels de chaux que renferme normalement le plasma sanguin ; la fibrine contenant du calcium dans sa molécule, et ne pouvant par suite prendre naissance en l'absence de cet élément. Ce fait explique d'autre part, pourquoi le sang dépouillé de ses sels calcaires, ainsi que nous l'avons dit plus haut, ne se coagule pas, c'est-à-dire ne donne pas naissance à une production de fibrine (1).

129. Fibrinogène. — Le fibrinogène est une globuline qui, chauffée à 56°, se dédouble à cette température en deux substances, l'une qui se

____

(1) Arthus. — Loc. cit.

coagule de suite tandis que l'autre ne commence à se coaguler qu'à 64° ; la coagulation se poursuivant jusqu'à 70°-72°.

Les solutions de fibrinogène sont partiellemeut précipitées lorsqu'on les additionne de 15 0/0 de chlorure de sodium. Lorsque ce dernier sel est ajouté à saturation, la précipitation du fibrinogène est au contraire complète.

130. Fibrine. — La fibrine proprement dite, produit de la décomposition du fibrinogène, se sépare rapidement du sang lorsqu'on bat celui-ci au sortir de la veine à l'aide d'un petit balai. Elle s'attache aux tiges de ce dernier sous forme de filaments et de flocons emprisonnant une certaine quantité de globules qu'on lui enlève par un lavage prolongé à l'eau froide. Elle apparaît alors sous forme d'une substance élastique, translucide quand elle est pure, mais ordinairement opaque et blanche, ou blanc grisâtre, lorsqu'elle contient encore beaucoup de résidus de globules dont il est assez difficile de la débarrasser complètement.

La proportion de fibrine qu'on retire ainsi du sang, pesée sèche, est en moyenne de 1 à 2 grammes par litre de ce liquide.

La fibrine est insoluble dans l'eau, mais elle se dissout partiellement dans l'eau additionnée de chlorure de sodium (10 %) de fluorure de sodium

(1 %) de nitrates et de sulfates alcalins, ainsi que dans l'eau légèrement alcalinisée. Dans ce dernier cas elle se transforme en *albuminose* ou alcali-albumine. Dans l'eau acidulée (2 à 4 % d'acide chlorhydrique) elle se gonfle beaucoup sans se dissoudre. L'acide chlorhydrique au millième la transforme lentement et partiellement en syntonine.

Les solutions de fibrine précipitent par le sublimé corrosif, l'acétate de plomb, le sulfate de cuivre.

131. Sérumglobuline. — La sérumglobuline (*fibrine dissoute* de Denis, *substance fibrino-plastique* de Schmidt, *paraglobuline* de Kühne, *hydropisine* de Gannal) est insoluble dans l'eau pure, soluble dans les liquides très faiblement alcalins, et dans l'eau où on a fait passer un courant d'air ou d'oxygène. Elle se dissout dans une solution au $1/10^{me}$ de sel marin ; mais ce dernier ajouté à saturation la reprécipite en partie.

Les solutions de sérumglobuline se coagulent lorsqu'on les chauffe à 68-75°.

La sérumglobuline est précipitée par une solution concentrée de sulfate de magnésie ou de sulfate d'ammoniaque, propriété que nous avons mise à profit antérieurement pour la séparer de la sérine dans les urines albumineuses (§ 70).

La troisième matière albuminoïde contenue dans le plasma sanguin est la *Sérumalbumine* ou *Sérine*. Nous allons en parler à propos du sérum.

132. Sérum. — Le sang à l'air libre, avons-nous déjà dit, se divise spontanément par coagulation en deux parties : l'une solide constituée par la fibrine qui a emprisonné les globules et forme avec eux le caillot, l'autre liquide qui a reçu le nom de *Sérum*, et dont nous connaissons déjà un des principes constituants, la sérumglobuline.

Le sérum est une solution aqueuse de substances fort diverses. C'est un liquide un peu visqueux, de couleur jaune verdâtre chez l'homme, ayant sensiblement la même densité que le plasma (1027); alcalin comme ce dernier, mais pourtant un peu moins. Le plus souvent il est transparent; parfois des globules graisseux ou des leucocytes peuvent le rendre légèrement trouble.

Les substances en dissolution dans le sérum sont : 1° une série de principes albuminoïdes ; 2° des matières azotées non albuminoïdes (urée, acide urique, créatine, lécithine, etc.), 3° des corps non azotés (glucose, matières grasses, cholestérine, etc.), 4° des ferments, 5° des sels minéraux, 6° des gaz.

Voici d'après Hammarsten la composition du sérum sanguin de l'homme.

Sérumglobuline	31 »
Sérine et autres corps protéiques.	45.20
Urée, acide urique, graisses, matières extractives. .	7.10
Sels minéraux.	8 80
Eau	907.90
	1000 »

133. Albuminoïdes du sérum. — Les matières albuminoïdes du sérum sont la sérumglobuline, la globuline coagulable à 64° qui prend naissance lors du dédoublement du fibrinogène, la sérine, des ferments.

Nous avons parlé un peu plus haut de la sérumglobuline et de la globuline coagulable à 64°. Quant aux ferments, ils paraissent multiples. Nous connaissons déjà l'un d'eux isolé par Schmidt sous le nom de *Fibrinferment*, et déterminant la production de la fibrine lors de la coagulation du sang. On en a signalé un autre capable de saccharifier l'amidon et qui serait identique au ferment hépatique. Enfin Lépine pense qu'il existe dans le sang un ferment qui fait disparaître le sucre et qui aurait le pancréas pour origine.

134. Sérine. — La sérine ou sérumalbumine est la matière albuminoïde la plus abondante du sérum. Elle est soluble dans l'eau; ses solutions sont coagulées par la chaleur entre 72 et 75°. Les mêmes solutions sont coagulées par les acides minéraux, à l'exception toutefois des acides phosphorique et pyrophosphorique. Les acides organiques, au contraire, ne précipitent généralement pas les solutions de sérine. Bien plus, l'acide acétique concentré et employé en quantité suffisante empêche non seulement la coagulation de la sérine à la température de l'ébullition, mais il peut redissoudre cette substance coagulée par la chaleur.

Les alcalis retardent la coagulation de la sérine par la chaleur ou même l'empêchent complètement. Dans ce cas, la matière albuminoïde a subi une transformation plus ou moins profonde.

L'alcool précipite la sérine de ses solutions aqueuses, mais le précipité est susceptible de se redissoudre ensuite dans l'eau, du moins en grande partie.

L'acide phénique, l'acide picrique, le tannin coagulent la sérine.

Beaucoup de sels la précipitent : ceux de plomb, de cuivre, d'argent, de mercure. L'acétate neutre de plomb précipite faiblement la sérine ; le sous acétate, au contraire, la précipite abondamment. Le précipité que forme le sublimé corrosif est soluble dans un grand excès de sérum, dans le sel marin ainsi que dans un excès de sublimé.

Un grand nombre de sels précipitent la sérine en présence de l'acide acétique en léger excès. On utilise parfois cette propriété pour coaguler la sérine dans l'urine à l'aide du ferrocyanure de potassium.

Urée. — L'urée existe dans le sang en petite quantité. A l'état normal un litre de sang en contient de 0. gr. 30 à 1 gr. 80 chez l'homme

(Arm. Gautier). Dans certains cas pathologiques, notamment dans la maladie de Bright, cette proportion peut augmenter considérablement.

Acide Urique. — Sa présence a été signalée dans le sang normal. La proportion en augmente notablement dans le sang des goutteux où on peut le mettre en évidence à l'aide du procédé dit du fil, imaginé par Garrod (1).

Glucose. — Un sucre dextrogyre, présentant les plus grandes analogies avec le glucose, existe dans le sang normal de l'homme, ainsi que l'a démontré Claude Bernard. Ce sucre, formé par le foie et versé dans le torrent de la circulation, ne tarde pas à disparaître, détruit par oxydation ou par tout autre mode d'action dans un point quelconque de l'économie; aussi n'en reste-t-il, en définitive, que peu dans le sang (en moyenne 1 gr. à 1 gr. 50 par litre de sang). Mais toutes

(1) Pour mettre en œuvre ce procédé, on recueille un peu de sérosité du sang frais obtenu à l'aide, par exemple, d'une ventouse scarifiée. On place dans un verre de montre 6 à 8 centimètres cubes de cette sérosité que l'on additionne de 2 ou 3 gouttes d'acide chlorhydrique ou d'acide acétique, puis on plonge dans le liquide quelques fils de lin très ténus. Le tout est abandonné à lui-même pendant vingt-quatre heures au moins dans un lieu frais. Au bout de ce temps on examine les brins de fil au microscope et on constate qu'ils sont couverts de petits cristaux d'acide urique (§ 115). On pourrait encore caractériser l'acide urique en répétant avec précaution sur le dépôt des fils la réaction de la muréxide (§ 116).

les fois que la quantité de sucre formé est trop considérable et n'est pas entièrement détruite, il y a *glycémie*, et si cette quantité est supérieure à 2 gr. 50 0/00 de sang, alors le sucre est excrété par les reins, la glycémie se revèle par la glycosurie ; on se trouve en présence du diabète sucré.

Éléments minéraux. — A l'inverse de ce que nous avons vu pour le globule sanguin dans lequel ce sont les sels à base de potasse qui dominent, dans le sérum ce ne sont au contraire, pour ainsi dire, que des sels à base de soude qu'on rencontre. En tête de ceux-ci vient le chlorure de sodium dont la quantité s'élève à 5 ou 6 grammes pour 1000 de sérum. A sa suite il y a lieu de citer par ordre d'importance : le bicarbonate de soude, le phosphate de soude, les phosphates de chaux et de magnésie, le chlorure de potassium, enfin le sulfate de soude.

135. Gaz du sang. — Ceux-ci sont constitués par de l'oxygène, de l'acide carbonique et de l'azote. Ce dernier paraît simplement dissous dans le sang ; sa quantité est peu considérable. Quant à l'oxygène, qui abonde surtout dans le sang artériel, il existe à deux états : une partie est dissoute, l'autre est combinée à l'hémoglobine et susceptible de se séparer de cette dernière

par dissociation, dans le vide et à une température convenable. L'acide carbonique que l'on
retrouve surtout dans le sang veineux existe sous
trois états : état de simple dissolution, état de
combinaisons dissociables (bicarbonates), état de
combinaisons stables (carbonates neutres).

<hr>

CHAPITRE VI

———

SÉROSITÉS

———

136. — On désigne sous le nom de *Liquides séreux* ou *Sérosités*, des liquides qui ont la plus grande ressemblance avec le sérum ou le plasma du sang dont ils dérivent du reste. Les liquides pathologiques de la plèvre, du péricarde, de la cavité péritonéale, de la tunique vaginale, de l'hydarthrose sont les principaux types de sérosités.

Suivant les causes qui leur ont donné naissance, les sérosités présentent un aspect et une composition un peu variables. Tantôt elles sont limpides, transparentes, à peine teintées en jaune sans être jamais incolores ; tantôt elles sont, au contraire, épaisses, visqueuses, filantes, et alors souvent colorées en jaune ou jaune verdâtre. Elles peuvent être troublées par des coagula fibrineux, par des globules sanguins ou purulents, par des cellules épithéliales, par des paillettes de cholestérine qui apparaissent dans le liquide avec des reflets micacés. La présence des matières grasses les rend parfois lactescentes.

Les liquides séreux offrent toujours une réaction légèrement alcaline au tournesol, et leur densité est ordinairement plus faible que celle du sérum sanguin. Vu leur origine, on retrouve dans leur composition les éléments de ce dernier ainsi que ses propriétés : matières albuminoïdes constituées par la sérumglobuline et la sérine auxquelles vient s'adjoindre le fibrinogène lorsque la sécrétion du liquide s'est produite sous l'influence de l'inflammation ; et en proportions variables de l'urée, de l'acide urique, de la cholestérine, etc., des sels minéraux identiques à ceux du sérum.

Si l'on en excepte quelques liquides présentant une composition un peu spéciale, et pour cette raison classés à part par Méhu (1) sous le nom de *Séroïdes*, les sérosités acidifiées par l'acide acétique se coagulent toutes par la chaleur. Celles qui sont produites par les séreuses enflammées se prennent même d'ordinaire spontanément en une masse tremblotante constituée par de la fibrine qui, en se coagulant, englobe le reste du liquide.

(1) Méhu. — Chimie Médicale, Paris, 1878.

L'analyse d'un liquide séreux revient donc en général à faire celle du sérum sanguin, ou plus exactement du plasma, puisque le liquide est susceptible, nous venons de le voir, de renfermer de la fibrine, c'est-à-dire du fibrinogène.

Voici les indications générales pour procéder à une analyse de ce genre :

137. Analyse d'un liquide séreux. — On commence d'abord par déterminer le poids des matières fixes que renferme ce liquide. A cet effet on mesure 10 c. c. de celui-ci dans une capsule tarée, à fond plat, de préférence en platine, et on évapore à sec au bain-marie. La capsule est ensuite portée à l'étuve où elle est maintenue à 100° jusqu'à ce qu'elle ne perde plus de son poids. Finalement elle est pesée après refroidissement sous un exsiccateur. On se réglera au surplus pour cette opération, sur les indications déjà fournies à propos de la détermination des matières fixes de l'urine (§ 10).

L'opération précédente terminée, on s'occupe de suite d'établir le poids des sels minéraux que renferme la sérosité. Dans ce but on soumet à l'incinération le contenu de la capsule qui vient de donner le poids des matières fixes, et pour cette incinération on s'inspirera, cette fois encore, des recommations formulées à propos de la même opération pratiquée sur l'urine (§ 13).

Tandis qu'on effectue les déterminations précédentes, une certaine quantité de liquide séreux (de 500 à 1000 c. c. suivant le cas), est abandonnée à elle-même en milieu tiède pendant 20 à 24 heures au moins, et on l'agite à la fin, à l'effet de favoriser la coagulation de la fibrine si le liquide contient du fibrinogène. Si ce coagulum se produit, on le recueille sur un carré de toile fine, ou mieux d'étoffe de soie, on le lave sous un filet d'eau, on le sèche à l'étuve à 110° et on le pèse.

138. Dosage total des Albuminoïdes. — Suivant la teneur présumée en matières albuminoïdes, on mesure dans une capsule de porcelaine 20 à 50 c. c. du liquide débarrassé de la fibrine, et on l'acidule à l'aide d'acide acétique. S'il se forme un précipité (albuminoses), on ne s'en occupe pas, et le contenu de la capsule est porté à l'ébullition qui détermine la coagulation des albuminoïdes se trouvant dans le liquide. Le coagulum est recueilli sur un filtre taré et le dosage en est poursuivi suivant les indications déjà fournies à propos du dosage de l'albumine dans l'urine (§ 68). En ajoutant au chiffre obtenu celui qu'à donné le dosage de la fibrine pour un volume correspondant de sérosité, on a ainsi le total des matières albuminoïdes.

139. Dosage de la Globuline et de la Sérine. — Une nouvelle prise d'essai de 20 à 50 c.c. de liquide défibriné sert à doser la globuline. Le liquide légèrement acidifié par l'acide acétique, puis débarrassé au besoin par filtration du précipité qui a pu se former (albuminoses), est additionné d'un excès de sulfate de magnésie, et abandonné à lui-même pendant 3 ou 4 heures. Au bout de ce temps on jette le tout sur un filtre qui retient la globuline précipitée (1) ainsi que l'excès de sel magnésien. La sérine passe dans le liquide filtré où on pourra la coaguler par la chaleur et la doser (§ 68). Quant à la globuline restée sur le filtre, on la lave d'abord avec une solution saturée de sulfate de magnésie pour éliminer toute la sérine qui peut l'imprégner, ensuite avec de l'alcool bouillant acidulé par l'acide acétique pour rendre la globuline insoluble dans l'eau de lavage. On termine par un lavage à chaud à l'eau distillée pour enlever le sulfate de magnésie mélangé à la globuline. Cette dernière est pesée après dessiccation.

Il est préférable et plus rapide de doser la globuline par différence. Après avoir effectué le dosage total des deux albuminoïdes (globuline et sérine),

(1) Cette globuline est accompagnée d'une quantité plus ou moins grande d'albuminoses quand il y a eu précipité par l'acide acétique.

par coagulation à chaud en liqueur acide, on dose
la sérine par la chaleur également, dans une nouvelle prise d'essai dont on a éliminé au préalable la
globuline par le sulfate de magnésie. Le chiffre
obtenu pour la sérine retranché du premier, donne
celui de la globuline.

140. Certaines sérosités visqueuses contiennent
de la mucine. Quand on les acidifie par l'acide
acétique, avant de procéder à leur saturation par le
sulfate de magnésie pour la recherche de la globuline, l'acide précipitera la mucine (§ 75). Dans le
cas où cette dernière serait en quantité tant soit peu
notable on en ferait le dosage en la recueillant sur
un filtre, la lavant, la séchant, puis la pesant.

L'acide acétique précipitant également les albuminoses qui se rencontrent aussi dans les liquides
séreux, il y aura lieu de différencier ·ces derniers
corps de la mucine. Dans ce but on mettra à profit
l'action de la chaleur qui ne coagule pas les solutions de mucine alors qu'elle coagule celles des
albuminoses.

141. Dans les liquides kystiques de l'ovaire on
trouve souvent une matière albuminoïde particulière désignée sous le nom de *Paralbumine* par
Scherer qui, le premier, en signala l'existence. Nous
dirons un mot de cette albumine à propos des
liquides spéciaux qui la renferment.

142. Les autres substances organiques non albuminoïdes que renferment les sérosités se rencontrent ordinairement en très petites quantités dans
ces liquides. Pour leur recherche et surtout pour
leur dosage on est obligé de recourir à des procédés
assez délicats que je ne puis que résumer ici.

Recherche de l'urée. — Pour cette recherche on acidulera assez fortement 100 à 200 c. c. du
liquide séreux à l'aide de l'acide acétique, puis on
les additionnera de 5 fois leur volume d'alcool à 95°
et on chauffera le mélange au bain-marie jusqu'à
commencement d'ébullition. On se débarrassera des
matières albuminoïdes coagulées à l'aide de la filtration. La liqueur filtrée sera ensuite évaporée à
siccité, soit sur un bain-marie directement, soit dans
un appareil distillatoire pour ne pas perdre l'alcool.
Dans le résidu repris à l'aide de 10 à 20 c. c. d'eau
distillée tiède on caractérisera l'urée à l'aide de
l'hypobromite de soude (§ 21), en n'opérant, autant
que possible, que sur une partie de la solution
obtenue, ce qui permettra de tenter avec le reste de
produire des cristaux d'azotate d'urée (§ 20).

Recherche de l'acide urique. — L'acide
urique pourra être décelé, s'il existe en quantité
sensible, en débarrassant une certaine quantité du
liquide de ses matières albuminoïdes à l'aide de la

chaleur, réalcalinisant le liquide avec de la soude, et l'évaporant au bain-marie jusqu'au cinquième de son volume primitif. Le liquide, filtré au besoin, sera de nouveau rendu franchement acide à l'aide de l'acide chlorhydrique, puis abandonné au repos en lieu frais. Au bout de 24 heures on examinera au microscope le sédiment qui aura pu se former (§ 115); ou encore on tentera sur ce sédiment la réaction de la muréxide (§ 116).

Recherche de la cholestérine. — La cholestérine, s'il en existe dans la sérosité, apparaîtra souvent, flottant au sein du liquide, sous forme de paillettes à reflets micacés. En l'absence de ce caractère, pour procéder à la recherche de la cholestérine dans un liquide séreux, on évaporera à siccité un volume déterminé de celui-ci, débarrassé au préalable de ses matières albuminoïdes. Le résidu bien desséché et pulvérisé sera épuisé par l'éther anhydre qui dissoudra la cholestérine et en même temps les corps gras, s'il en existe. En l'absence de ces derniers il suffira de reprendre le résidu de l'évaporation de la solution éthérée par un mélange d'alcool et d'éther à parties égales, et d'abandonner à l'évaporation spontanée dans un verre de montre un peu de cette dernière solution. On portera finalement le verre de montre sur la platine d'un microscope pour examiner son contenu. Celui-ci, s'il est constitué par de la cholestérine, apparaîtra sous forme de tables prismatiques caractéristiques (§ 173).

Si la cholestérine était accompagnée de matières grasses, l'opération serait beaucoup plus compliquée. Je me contenterai ici de dire que, dans ce cas, on devrait tenter de séparer la cholestérine des matières grasses à l'aide de l'alcool à 95° bouillant qui la dissoudrait en bien plus grande abondance que ces dernières et permettrait sans doute de l'isoler suffisamment pour la caractériser, soit à l'aide du microscope, soit par ses réactions chimiques (§ 173).

143. Sérosité pleurale. — Ce liquide qui ne se rencontre qu'en quantité à peine sensible à l'état normal, augmente dans des proportions considérables, au point de représenter plusieurs litres, dans certains états pathologiques. Il est toujours alcalin, ordinairement jaune citrin ; quelquefois teinté de rouge par un peu de sang, ou rendu blanc grisâtre et opaque par la présence de globules de pus (pleurésie purulente).

Une fois hors de la cavité thoracique, il ne tarde pas ordinairement à se prendre en une gelée fibrineuse englobant la partie restée liquide. Un fait intéressant à connaître pour le médecin, c'est que la fibrine augmente dans le liquide pleural si l'état du malade s'améliore, tandis qu'elle reste faible ou nulle dans le cas contraire. A ce sujet les résultats analytiques obtenus par Méhu tendent à prouver que, dans la pleurésie aiguë, lorsque le poids des matières solides contenues dans le liquide d'épanchement est supérieur à 50 grammes par litre et que la proportion de fibrine est notable, donnant un coagulum ferme, le malade est en bonne voie de guérison, tandis que le pronostic s'assombrit, au contraire, si le résidu solide abandonné par le liquide pleurétique est faible (inférieur à 40 gr.) et si la fibrine n'existe qu'en très petite quantité.

Dans l'hydrothorax, le liquide d'épanchement renferme les mêmes éléments que ceux de la pleurésie, mais en proportions toujours moindres (30 à 32 grammes en moyenne de résidu solide). La proportion de fibrine est également moindre. Les résultats de l'analyse de ce dernier liquide commandent un pronostic analogue à celui qui dépend de la composition d'un liquide de pleurésie.

144. Sérosité péritonéale. — Contient les mêmes éléments que le liquide pleurétique, mais la proportion des matières albuminoïdes y est ordinairement plus faible; celle de la fibrine peut y être nulle.

Ce liquide, ordinairement très fluide, présente

une teinte plus ou moins accentuée. Il a quelquefois une consistance huileuse, rarement filante. Quand il a été en contact avec des globules de pus, il peut être épais, blanchâtre, visqueux. Sa réaction est alcaline ou neutre. Sa densité varie de 1005 à 1025. Il laisse par évaporation de 15 à 75 °/₀₀ de résidu sec. Il contient de la globuline, de la sérine, du fibrinogène, parfois un peu de mucine, qui le rend filant. La quantité de fibrinogène et, par suite, de fibrine qui en dérive est, la plupart du temps, très faible. Il est rare qu'un liquide ascitique se prenne en gelée fibrineuse dans les quelques heures qui suivent son extraction. Ordinairement cette fibrine est molle, et sa séparation, qui se fait avec une grande lenteur, peut durer trois ou quatre jours sans que son poids total dépasse 0,12 à 0,15 centigrammes par kilogramme de liquide (1).

Certains auteurs ont prétendu que les liquides de l'ascite renferment parfois du sucre en petite quantité, mais leur assertion n'a jamais été étayée sur des démonstrations bien positives.

On a rencontré dans ces mêmes liquides de la cholestérine, de la créatine, de la graisse *(ascite chyleuse)*, de l'acide urique, de l'urée, etc., cette dernière en quantité parfois assez notable lorsque le rein fonctionne mal. Enfin les matières miné-

(1) Méhu. — Chimie Médicale.

rales qu'on retrouve dans le liquide péritonéal sont principalement constitués par du chlorure de sodium, auquel viennent s'adjoindre un peu de bicarbonate et de phosphate de la même base. Le poids moyen en est de 8 °/₀₀.

145. — Bien que le cas se présente rarement, si on avait à procéder à l'analyse d'un liquide d'ascite chyleuse, caractérisé par son aspect blanc jaunâtre, opalescent et même opaque, on recourrait avec avantage, pour séparer et doser la matière grasse de ce liquide, au procédé recommandé par Guinochet (1) et consistant à traiter ce liquide dans l'appareil et par la méthode d'Adam pour le dosage du beurre dans le lait (§ 181).

146. **Liquides kystiques de l'Ovaire.** — Ces liquides rentrent en grand nombre, par la nature même de leurs principes constituants, dans la catégorie des liquides séreux. Ils ont toutefois une composition un peu particulière, ainsi qu'il résulte des analyses de Dumouthiers sur ces liquides (2). Leur teneur en matières fixes est, en général, élevée, ce qui, dans certains cas, peut, dès le premier abord, faire présumer leur nature.

(1) E. Guinochet. — Démonstration de l'ascite chyleuse. Journal de Ph. et Ch., 1886, tom. XIV.

(2) Dumouthiers. — Recherches sur quelques liquides de la cavité abdominale. Thèse de pharmacie, Paris, 1886.

Méhu assure, en effet, que, lorsqu'un liquide provenant d'une ponction abdominale contient plus de 70 grammes de matières fixes par litre, il est probable qu'on se trouve en présence d'un kyste de l'ovaire, et qu'au-dessus de 80 grammes on peut en avoir la certitude.

La *Paralbumine*, albumine particulière avons-nous déjà dit, découverte par Scherer dans les kystes ovariens, n'existe pas toujours dans ces kystes, mais quand on la rencontre dans un liquide de ponction abdominale, on peut affirmer, au dire de Dumouthiers, qu'on se trouve en présence d'un kyste de l'ovaire. C'est cette paralbumine qui communique aux liquides kystiques de l'ovaire la consistance épaisse et filante qu'on leur trouve ordinairement. Elle paraît plutôt gonflée que dissoute dans le liquide, et sa présence dans ce dernier en rend la filtration très difficile, parfois même impossible.

La paralbumine présente la plupart des réactions de la sérine :

Ses solutions convenablement acidulées par l'acide acétique coagulent par la chaleur. L'alcool la précipite comme la sérine ; l'acide azotique agit de même. La paralbumine est encore précipitée par le ferrocyanure de potassium acétique comme la sérine; et, pas plus que cette dernière, elle n'est précipitée au contraire par le sulfate de magnésie.

Si après avoir précipité un liquide paralbumineux par l'alcool, et l'avoir laissé pendant quelques temps en contact avec ce réactif, on recueille et dessèche le coagulum à une basse température, on obtient une matière friable qui, mise ensuite en contact avec de l'eau tiède se gonfle dans ce liquide et finit par lui donner une consistance visqueuse et épaisse, un aspect louche et blanchâtre. C'est, suivant Dumouthiers (1), le meilleur caractère de la paralbumine, pour ne pas dire le seul qui la différencie parfaitement de la sérine.

147. Sérosité de l'Hydrocèle. — Les éléments du liquide secrété par la tunique vaginale reproduisent encore ceux du plasma sanguin. Ils sont principalement constitués par de la sérine et de la globuline. La proportion de fibrine est généralement très faible et la coagulation spontanée du liquide est rare.

La présence de la cholestérine, apparaissant sous forme de paillettes, est assez fréquente, et Méhu a pu retirer une fois un peu plus de 2 grammes de cette substance de 442 grammes de liquide de ponction.

On trouve encore parfois dans le liquide de l'hydrocèle, des pigments biliaires, de l'urée, des matières grasses.

Les sels minéraux sont les mêmes que ceux

(1) Dumouthiers. — Loc. cit.

du sérum sanguin, avec prédominance du chlorure de sodium qui forme parfois plus des deux tiers du poids total des sels. Le liquide ordinairement alcalin doit cette alcalinité à une petite quantité de bicarbonate de soude. Quelquefois il est neutre.

En général les liquides sécrétés par la tunique vaginale sont limpides et d'une grande fluidité, même quand ils sont très riches en éléments albuminoïdes. Cette grande fluidité tient à l'absence de la fibrine dans presque tous ces liquides pendant toute la durée de l'épanchement (Méhu).

Liquides séroïdes

148. Sous le nom de liquides séroïdes, Méhu (1) désignait un certain nombre de liquides se distinguant des sérosités proprement dites par l'absence des éléments essentiels du sérum sanguin. Dans ces liquides, en effet, on ne trouve ni fibrinogène, ni sérine. Il convient de citer parmi ceux-ci : *le liquide céphalo-rachidien, le contenu des kystes hydatiques, l'hydrocèle enkystée du cordon et de l'épididyme.*

149. Liquide céphalo-rachidien. — Incolore, alcalin, ne renfermant ni fibrinogène, ni sérine, mais

(1) Méhu. — Chimie Médicale.

1 à 2 millièmes seulement d'une matière albuminoïde analogue à la globuline, et pour la coagulation
de laquelle à chaud, il est indispensable de rendre le
liquide acide à l'aide de l'acide acétique.

Les éléments minéraux qu'on trouve dans ce
liquide ne sont plus cette fois semblables à ceux du
sérum sanguin. Ils renferment en effet, à côté de la
soude, une notable quantité de potasse. Leur poids
est de 8 à 10 grammes pour mille.

On a encore signalé dans le liquide céphalo-
rachidien des traces de graisse, de cholestérine,
d'urée; enfin une matière qui réduit la liqueur
cupro-potassique et brunit par la potasse à chaud.
Cette matière qui, pour Claude Bernard, était du
glucose, serait, d'après Armand Gautier, de la pyro-
catéchine.

150. Liquide des kystes hydatiques. — Ordinairement incolore; parfois rendu légèrement opalescent par des débris de crochets. Ce liquide n'est
pas albumineux en général, et quand parfois il renferme de l'albumine, celle-ci ne se trouve qu'en très
petite quantité. Le poids des matières minérales est
à peu près celui qu'on trouve dans les liquides
séreux (8 grammes 0/00); celui des matières organiques est ordinairement un peu inférieur au précédent.

La présence des échinocoques ou plus fréquemment celle de leurs crochets seulement, est la caractéristique de ce liquide (Fig. 27).

151. Liquide de l'hydrocèle enkystée de l'épididyme. — Caractérisé par la présence d'un nombre considérable de sperma-

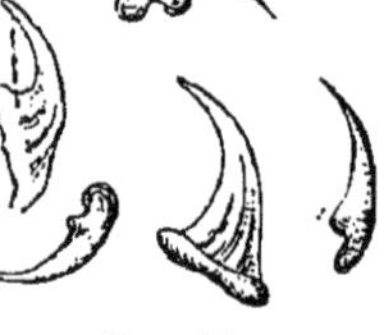

Fig. 27.

tozoïdes qui communiquent au liquide un aspect opalescent. L'examen microscopique décèlera les spermatozoïdes (Voir Fig. 17, pag. 205).

CHAPITRE VII

SUC GASTRIQUE

152. — Recueilli, soit par une fistule gastrique, soit à l'aide d'un soudage de l'estomac, le suc gastrique apparaît sous forme d'un liquide clair ou opalescent, incolore ou légèrement jaunâtre, présentant une odeur fade et un goût aigrelet. Sa réaction est acide. Sa densité varie de 1002 à 1010. Il ne se trouble pas par l'ébullition et n'est pas précipité par les acides minéraux. L'acide acétique ne le précipite qu'autant qu'il est mélangé à du mucus. Les carbonates alcalins donnent lieu à un léger précipité. principalement constitué par des sels calcaires. L'addition d'alcool au suc gastrique détermine un trouble que l'eau fait disparaître len-tement.

Si on évapore le suc gastrique, il laisse un résidu brun jaunâtre fortement acide, variant de 12 à 40 grammes par litre chez l'homme et donnant à la calcination des cendres blanches faiblement alcalines.

Parmi les principes constituants du suc gastrique figure en première ligne la *Pepsine*, ferment soluble sous l'influence duquel s'effectue la digestion stomacale des matières albuminoïdes. Un autre ferment soluble, le *Labferment*, communique au suc gastrique la propriété de caséifier le lait. A côté de ces deux ferments, on rencontre un certain nombre d'autres substances organiques mal définies et communément désignées sous le nom de *matières extractives*.

Les matières minérales que renferme le suc gastrique sont, indépendamment de l'acide chlorhydrique, représentées par le chlorure de sodium, accompagné d'un peu de chlorure de potassium et d'une petite quantité également de phosphates de chaux et de magnésie.

153. Acidité du suc gastrique. — L'acidité du suc gastrique est variable, suivant le moment auquel on examine celui-ci. Elle atteint son maximum ordinairement de 1 heure à 2 heures après l'ingestion des aliments. Telle qu'on est à même de l'évaluer dans un liquide provenant des repas d'épreuve de MM. Ewald et Boas (§ 154), elle varie, à l'état normal, de 1,5 à 2 °/₀₀, c'est-à-dire qu'elle correspond à l'acidité que communiquait à un litre d'eau la présence dans cette eau de 1,5 à 2 grammes d'acide chlorhydrique (HCl).

On a beaucoup discuté et on discute encore sur la nature de l'acidité du suc gastrique. Ceux qui, les premiers, s'occupèrent de la question, attribuèrent cette acidité au phosphate acide de chaux. D'autres la mirent sur le compte de l'acide lactique qu'on rencontre dans le contenu de l'estomac. Aujourd'hui, il est reconnu que le facteur essentiel de l'acidité du suc gastrique est l'acide chlorhydrique. Mais, là encore, les auteurs ne sont pas complètement d'accord : les uns voulant que cet acide chlorhydrique soit en partie libre, en partie à l'état de combinaisons organiques faibles; les autres prétendant, d'autre part, qu'il n'existe pas dans le suc gastrique d'acide chlorhydrique libre, au sens chimique du mot, et que cet acide chlorhydrique est en entier à l'état de combinaisons chlorées organiques acides. Les raisons alléguées par les derniers à l'appui de leur thèse me paraissent les plus plausibles, je l'avoue, et doivent porter à admettre la présence de l'acide chlorhydrique dans le suc gastrique, *entièrement sous forme de composés organiques chlorés acides.* Si ces combinaisons acides, sur la constitution chimique desquelles on n'est, du reste, pas fixé actuellement, se comportent, il est vrai, en maintes circonstances, absolumeut comme de l'acide chlorhydrique libre, on a découvert d'autre part que l'identité des réactions ne se poursuivait pas jusqu'au bout. Les composés chloro-organiques qui nous occupent, mis par exemple en contact avec une solution de Tropéoline (orangé Poirrier n° 4) font, de même que l'acide chlorhydrique libre, passer au rouge rubis ou brun foncé cette solution que des sels acides, eux, feraieut virer au jaune paille. Comme l'acide chlorhydrique, également, ils font passer au bleu une solution de rouge du Congo ou de violet de Méthyle, au jaune vert ou au jaune celle de Vert Brillant, etc., etc. ; d'où la conclution de certains auteurs que ces réactions ne pouvaient être attribuées qu'à une substance renfermant de l'acide chlorhydrique libre.

Plusieurs expériences sont venues montrer que le parallélisme des réactions ne se poursuit pas sur toute la ligne ; je me contenterai de relater les deux suivantes. Fait-on bouillir une solution d'empois d'amidon avec une solution étendue d'acide chlorhydrique? On transforme l'amidon en dextrine et sucre réducteur, ainsi qu'il est facile de le constater à l'aide de réactifs appropriés. Répète-t-on la même expérience en substituant à la solution d'acide chlorhydrique du suc gastrique présentant le même degré d'acidité? La solution d'amidon examinée ensuite n'accuse cette fois aucune transformation de l'amidon.

Lorsqu'on fait bouillir une solution d'acide chlorhydrique, ou l'orsqu'on l'expose à l'action du vide, on provoque un dégagement de vapeurs chlorhydriques. Le suc gastrique traité dans les mêmes conditions ne donne lieu à aucun dégagement chlorhydrique, si on a soin, toutefois, de ne pas pousser sa concentration jusqu'à l'amener à consistance sirupeuse, auquel cas on risquerait vraisemblablement d'amener un changement dans sa constitution (1).

En l'absence d'une parfaite identité entre les propriétés de l'acide chlorhydrique libre, et celles de l'acide chlohydrique contenu dans le suc gastrique, nous devons donc admettre que ce dernier se trouve dans ce liquide à un état particulier, sous forme de combinaison peut-être peu stable, mais qui ne représente pas, dans tous les cas de l'acide chlorhydrique *libre*, au sens propre de ce mot.

Pour être en général, le facteur de beaucoup le plus important de l'acidité du suc gastrique, l'acide chlorhydrique en combinaison organique n'est pas le seul à constituer cette acidité. Acces-

(1) Arthus. — Loc. cit.

soirement, en effet, le suc gastrique renferme des phosphates acides, et accidentellement de l'acide lactique, de l'acide acétique ; parfois de l'acide butyrique. L'acide lactique peut être introduit dans l'estomac avec les aliments, notamment avec la chair musculaire (acide sarcolactique) ; mais il prend encore naissance dans l'estomac, même à l'état normal, sous l'influence d'un ferment figuré, le ferment lactique, agissant sur les hydrates de carbone de l'alimentation.

L'acide acétique ne se rencontre guère, en quantité appréciable, dans les liquides gastriques qu'à l'état pathologique. Il en est de même de l'acide butyrique dont la présence est l'indice de fermentations anormales au sein du contenu stomacal.

Analyse du suc gastrique

154. Cette analyse ne s'effectue pas sur le suc gastrique pur que, la plupart du temps, il serait à peu près impossible de se procurer, mais sur un mélange de suc gastrique et de matières alimentaires, mélange qu'on s'efforce de recueillir dans des conditions toujours identiques, afin d'éviter nombre de causes d'erreur, et afin aussi d'obtenir des résultats comparables. Dans ce but, ce que l'on soumet à l'analyse c'est le produit d'un repas dit *d'épreuve* qui, absorbé par le sujet dont il s'agit d'examiner le suc gastrique, est destiné à faire sécréter ses glandes pepsinifères. L'analyse porte, en fin de compte, sur un mélange de suc gastrique et d'aliments plus. au moins transformés par celui-ci, le degré même de cette transformation fournissant des données sur la qualité de la sécrétion gastrique.

Nombre de formules de repas d'épreuve ont été indiquées. Celle à laquelle on recourt ordinairement est celle dite d'Ewald et Boas (1). Le repas d'Ewald se compose d'un quart de litre d'infusion légère de thé sans sucre, et de 60 grammes de pain blanc rassis que l'on fait absorber le matin à jeun par le sujet dont on veut examiner le suc gastrique. Une heure après, le contenu de l'estomac du patient est extrait à l'aide d'une sonde, et c'est sur ce contenu que vont porter les expérimentations.

La quantité de liquide ou de bouillie fluide qu'on se procure ainsi est très variable. D'un

(1) Dans certains cas, à apprécier par le médecin, il y aura intérêt à faire faire au malade un repas de viande. comme repas d'épreuve. On pourra alors utiliser la formule de Germain Sée qui comporte :

<pre>
      Pain rassis . . . . 100 gr.
      Viande bien mondée et hachée. . .   60 gr.
      Eau . . . . 200 gr.
</pre>

L'extraction du liquide gastrique aura lieu 1 heure 1/2 à 2 heures après le début du repas.

estomac fonctionnant normalement on n'en retire guère plus, ordinairement, de 40 à 50 centimètres cubes, souvent moins. Si le rendement s'éloignait notablement de ce chiffre, ce serait au médecin à en tirer des conclusions ; et dans le cas où la quantité de liquide extrait serait insignifiante ou même nulle, il serait indiqué de recommencer le repas d'épreuve et de procéder à l'extraction du contenu stomacal beaucoup plus tôt ; une 1/2 heure, par exemple, après le commencement du repas.

La matière qu'on a retirée de l'estomac à l'aide de la sonde se présente ordinairement sous forme d'une bouillie blanchâtre, plus ou moins fluide. Son odeur sera en général peu accentuée, si l'estomac digère bien. Cette même odeur rappellera, au contraire, celle du vinaigre, du beurre rance, etc., à l'état pathologique. Elle pourra être infecte en présence d'un carcinome stomacal.

Vu l'insuffisance du liquide gastrique dont on disposera, il sera la plupart du temps impossible d'effectuer tous les essais qui vont être indiqués. En terminant l'exposé de ce qui a trait au suc gastrique, je dirai les opérations qui devront être effectuées de préférence quand on sera limité par la quantité du liquide gastrique à examiner.

Pour procéder à l'analyse on commence par filtrer la moitié environ du liquide gastrique obtenu. La lenteur plus ou moins grande de la filtration sera l'indice de la présence du mucus, que l'on devra rechercher ultérieurement dans une petite portion de la couche supérieure limpide du liquide non filtré abandonné au repos (§ 75). Le résidu de la filtration examiné à l'œil nu, à la loupe ou au microscope, pourra fournir d'utiles indications sur la façon dont la digestion s'est effectuée.

La partie du liquide gastrique non filtrée sera mise de côté pour servir dans les cas qui seront indiqués. Sur l'autre on effectuera les essais suivants :

155. Détermination des acides du liquide gastrique. — On s'assurera d'abord, à l'aide d'un papier de tournesol plongé dedans, que ce liquide est bien acide. Il est rare qu'il soit neutre ou alcalin. On vérifiera ensuite la présence de l'acide chlorhydrique, appelé libre par certains auteurs, avons-nous dit, et que nous considérons comme engagé dans une ou plusieurs combinaisons organiques.

156. Acide chlorhydrique. — Un des bons réactifs de l'acide chlorhydrique dans le suc gastrique a été indiqué par Günzburg et porte son nom. Ce réactif appelé encore *phloroglucine vanillique* se compose de :

Phloroglucine...................... 2 gr.
Vanilline.......................... 1 gr.
Alcool absolu...................... 30 gr.

Cette solution doit être conservée à l'abri de la lumière, et n'être préparée, du reste, autant que possible, qu'au moment du besoin.

Dans un verre de montre ou une petite capsule de porcelaine, on mélange quelques gouttes de ce réactif avec quantité égale du liquide gastrique, et on chauffe doucement. La présence de l'acide chlorhydrique en combinaison organique provoque l'apparition d'une belle coloration rouge pourpre qui se manifeste surtout sur les bords du liquide. Pour la bonne réussite de l'opération, il est prudent de chauffer au bain-marie et non à feu nu.

Les acides organiques, quel que soit leur degré de concentration, n'ont aucune action sur le réactif de Günzburg. Les recherches de Mierzynski ont établi, toutefois, que le phosphate acide de chaux agissait sur la phloroglucine vanillique d'une façon analogue à l'acide chlorhydrique, de là une cause possible d'erreur dans la détermination précédente, le phosphate acide de chaux figurant en petite quantité, avons-nous vu, dans le suc gastrique. Il sera donc bon de contrôler la réaction de Günzburg par la suivante dite de Boas.

Le réactif de Boas se compose de :

Résorcine. . . . .   0 gr. 50
Sucre de canne . . . .   0 » 30
Alcool à 60°. . . . .   10 c. c.

il s'emploie absolument de la même façon que celui
de Günzburg. L'apparition d'un liseré rouge sur les
bords du liquide indique encore la présence de l'acide
chlorhydrique. La réaction est moins sensible que
la précédente et se manifeste moins rapidement.

157. Acide lactique. — Pour déceler cet
acide dans le liquide gastrique on recourt ordinairement à la réaction indiquée par Uffelmann. On
prépare à cet effet le réactif qui porte le nom de cet
expérimentateur en prenant :

Solution d'acide phénique à 4 0/0	10 c. c.
Eau distillée	20 »
Perchlorure de fer liquide. . .	1 goutte

l'addition à ce réactif d'une solution d'acide lactique
ou d'un lactate fait passer sa couleur bleue violacée
au jaune serin, alors que l'acide chlorhydrique
décolore le mélange.

Afin d'éliminer la majeure partie sinon toutes les
causes d'erreur (1) inhérentes à l'emploi du réactif
d'Uffelmann, quand on opère sur le liquide gastrique, on s'adresse de préférence à son extrait éthéré.
Quelques centimètres cubes de liquide gastrique
sont agités, à trois ou quatre reprises, avec leur
volume d'éther chaque fois. Les solutés éthérés sont
décantés, rassemblés dans une petite capsule et

(1) Les phosphates, l'alcool, le sucre, etc., provoquent aussi la
réaction d'Uffelmann.

évaporés. On constate que le résidu est acide après l'avoir dissous dans un peu d'eau, puis on l'additionne de quelques gouttes du réactif qui, en présence de l'acide lactique, devra colorer sa solution en jaune serin.

On évitera l'emploi d'un excès du réactif que, d'autre part, on ne devra préparer qu'au moment du besoin.

158. Acide acétique. — La présence de l'acide acétique dans le liquide gastrique sera déjà décelée par l'odeur de cet acide, s'il est en quantité notable. On constatera plus sûrement son existence en agitant le liquide gastrique avec de l'éther comme il vient d'être indiqué à propos de l'acide lactique, évaporant l'éther et reprenant le résidu par quelques gouttes d'eau distillée. La solution obtenue sera ensuite neutralisée avec précaution à l'aide d'une solution étendue de soude. Après avoir concentré, au besoin, le liquide ainsi obtenu, on l'additionnera d'une goutte ou deux d'une solution étendue de perchlorure de fer qui déterminera une coloration rouge brune plus ou moins foncée, due à la formation d'acétate de fer.

Si on dispose d'assez de liquide acétique, on ne consacrera que la moitié de la solution neutralisée à la réaction du perchlorure de fer. L'autre moitié évaporée presque à siccité, sera reprise par 1 ou 2 cent. cub. d'alcool et introduite dans un tube à essai de petit calibre. Après avoir additionné de quelques gouttes d'acide sulfurique pur le soluté alcoolique d'acétate de soude, on chauffera légèrement le mélange qui, au bout de quelques instants, dégagera l'odeur caractéristique d'éther acétique (1).

159. Acide butyrique. — Comme l'acide acétique, l'acide butyrique ne se rencontre en quantité appréciable dans le liquide gastrique qu'à l'état pathologique. Cet acide possède une odeur caractéristique de beurre rance qui pourra déjà déceler sa présence dès le début de l'examen du contenu stomacal proposé. On confirmera l'existence de ce corps de la façon suivante :

On agitera 10 à 15 c. c. de liquide gastrique avec son volume d'éther, et après décantation de la liqueur éthérée, on répétera ce traitement trois ou quatre fois avec le même volume d'éther chaque fois. Les solutions éthérées réunies dans une petite capsule de porcelaine seront évaporées, leur résidu dissous dans 2 à 3 cent. cub. d'eau tiède, et la solution additionnée de quelques petits fragments

(1) Si on a le temps et la patience de soumettre à la distillation le liquide gastrique, et de recueillir le distillatum dans une solution étendue de soude, dont on achèvera ensuite la saturation à l'aide d'acide sulfurique également étendu, on obtiendra ainsi une solution d'acétate de soude sur laquelle il sera possible d'obtenir des réactions plus nettes que dans les conditions précédentes.

de chlorure de calcium. Si le liquide renferme de l'acide butyrique, ce dernier ne tardera pas à s'en séparer sous forme de gouttelettes huileuses, présentant l'odeur caractéristique du beurre rance.

Au lieu de séparer l'acide butyrique à l'aide de l'éther, on pourra, profitant de ce qu'il est volatil, l'isoler à l'aide de la distillation, ce qui donnera, en général, des résultats plus satisfaisants que le traitement précédent. Le suc gastrique sera additionné de son volume d'eau avant l'opération. Celle-ci s'effectuera de préférence dans une petite cornue de verre qu'on chauffera au bain de sable, l'acide butyrique ne bouillant qu'à 163°, et la distillation devant être par suite poussée assez loin.

160. Détermination de l'acidité totale. — Elle s'effectue à l'aide d'un dosage acidimétrique de la façon suivante :

On introduit dans un vase à saturation 10 c. c. de liquide gastrique *non filtré*, à l'aide d'une pipette graduée; on lave ensuite l'intérieur de celle-ci avec un peu d'eau distillée afin d'entraîner dans le vase à saturation la petite quantité de liquide gastrique restée adhérente à la paroi de la pipette. On ajoute 3 à 4 gouttes de solution alcoolique de phénolphtaléine et à l'aide d'une burette graduée on verse peu à peu dans le mé-

lange une solution titrée décinormale de soude qui
aura été préparée à l'aide de :

Soude caustique fondue pure (NaOH) ......4 gr.
Eau distillée bouillie.................... ad 1000 c. c. (1)

On agite constamment le contenu du vase à
saturation pendant l'affusion de solution alcaline
que l'on arrête dès que le mélange prend une teinte
rose persistante ; la saturation est alors, en effet,
atteinte. On relève ensuite sur la burette la quan·
tité de liqueur de soude dépensée. Chaque centimètre cube de cette liqueur correspond à 0 gr. 0365
d'acide chlorhydrique. En multipliant donc 0,0365
par le nombre de centimètres cubes et fractions
de centimètres cubes de liqueur de soude dépensés,
on aura la quantité d'acide chlorhydrique représentant l'acidité totale de 10 c. c. de liquide gastrique, exprimée en acide chlorhydrique.

Certains opérateurs préfèrent le tournesol à la
phénolphtaléine pour indiquer le terme de la saturation acide. Si on se sert du tournesol, celui-ci
ne doit plus être employé en teinture versée dans
le mélange, à la façon de la phénolphtaléine. C'est
le papier qui sera utilisé dans ce cas, ainsi que le

(1) Si on veut être sûr du titre de sa solution alcaline, il sera
bon de le vérifier en faisant un essai alcalimétrique à l'aide d'une
solution titrée d'acide sulfurique. Suivant le besoin on ajoutera
un peu d'eau ou de soude pour l'amener, par tâtonnements,
exactement au titre voulu (§ 17).

procédé dit *de la touche*, décrit à propos du dosage de l'acidité urinaire (§ 17).

161. Variations de l'acidité gastrique. — L'acidité normale, nous l'avons déjà dit (§ 153), varie à peu près de 1,5 à 2 °/oo dans un liquide provenant d'un repos d'épreuve d'Ewald. Avec un repas renfermant de la viande, celui de Germain Sée, par exemple, elle est un peu plus considérable. A l'état pathologique, les variations de cette acidité sont sensiblement accentuées. D'après les observations du Dr Bouveret, ces variations seraient comprises entre 0,8 et 6 °/oo environ. Suivant le même auteur, les acidités supérieures à 4 °/oo sont dues à l'acide chlorhydrique, et sont un signe d'hyperchlorhydrie. Les très faibles acidités, au contraire, sont ordinairement la preuve d'un ralentissement de la sécrétion ; on les observe dans certains cas de cancer, de dyspepsie nerveuse, d'atrophie de la muqueuse stomacale (1).

162. Dosage de l'Acide Chlorhydrique en combinaison organique. — Nombre de méthodes ont été proposées pour effectuer ce dosage ; j'indiquerai seulement la suivante dont le principe est dû à Sjöqvist (2), et qui me

(1) L. Bouveret. — Traité des maladies de l'estomac, Paris, 1893.

(2) Je dis le principe ; car je ne rapporte pas ici la méthode dans son intégralité.

paraît de beaucoup la plus satisfaisante. Voici en quoi elle consiste.

A 5 ou 10 c. c. de liquide gastrique non filtré on ajoute un excès de carbonate de baryte pur, et on évapore à siccité, au bain-marie, ce mélange contenu dans une capsule de platine. La capsule est ensuite chauffée d'abord avec précaution (de préférence à l'aide d'une lampe à alcool), puis portée progressivement au rouge naissant, afin d'amener l'incinération complète, ou à peu près, de la masse.

Le résidu de la capsule est constitué par un mélange de carbonate de baryte en excès, de phosphate de baryte provenant de l'action des phosphates acides du suc gastrique sur le carbonate de baryte, de chlorure de baryum et des sels du suc gastrique. De tous ces différents corps, un seul sel de baryum est soluble dans l'eau ; c'est le chlorure, résultant de l'action de composés organiques chlorés acides sur le carbonate de baryte. On épuise, en conséquence, les cendres obtenues, à plusieurs reprises, avec de petites quantités d'eau chaude. Le liquide filtré total doit représenter 40 à 50 centimètres cubes. C'est dans ce liquide que l'on dose le baryum à l'état de sulfate, suivant la méthode classique (§ 58). De la quantité de baryum trouvée on en déduit la quantité d'acide chlorhydrique correspondante, et par suite existant dans le liquide gastrique à l'état de composé organique.

En retranchant le chiffre obtenu pour l'acide chlorhydrique de celui qu'a fourni le dosage de l'acidité totale, on aura l'acidité imputable aux acides organiques et aux sels minéraux acides du liquide gastrique.

Si on voulait obtenir le chlore total contenu dans le liquide stomacal, à 5 c. c. de ce liquide mesurés dans une petite capsule on ajouterait un excès de carbonate de soude pur (1 gr.), on évaporerait à siccité, puis on calcinerait. Tout le chlore se retrouverait dans les cendres, fixé à l'état de chlorure de sodium. Il ne resterait plus qu'à reprendre ces cendres par l'eau, et dans la solution obtenue on doserait le chlore à l'état de chlorure d'argent (§ 45).

163. Recherche des Ferments digestifs. — Nous savons que le suc gastrique renferme deux ferments auxquels il doit ses propriétés digestives : *la pepsine* et *le labferment*. La pepsine ne peut agir qu'en milieu acide qui, de plus, le soit à un degré convenable ; d'où l'intérêt de la recherche et du dosage de l'acidité gastrique précédemment exposés. Le labferment lui, agit indifféremment dans un milieu acide ou neutre, mais non alcalin.

Bien que les variations de l'activité du suc
gastrique à l'état pathologique soient plutôt sous
la dépendance des variations de l'élément acide,
il y a lieu, en présence d'un liquide gastrique
provenant d'un estomac qui fonctionne mal,
d'étudier à côté de l'élément acide, l'état des
ferments digestifs.

164. Pepsine. — La pepsine est accompagnée
dans le suc gastrique par la *propepsine* (Schiff)
qui lui donne naissance, mais ne possède pas elle-
même encore de propriétés digestives. Aussi se
contente-t-on ordinairement, dans l'examen d'un
liquide gastrique, d'y caractériser la pepsine et
d'apprécier son degré d'activité. Dans ce but on
procède à une *digestion artificielle* que l'on peut
effectuer, d'après Bouveret, de la façon suivante (1).

On prépare d'abord de petits cubes de blanc
d'œuf cuit, d'un poids égal, 5 centigrammes, par
exemple, qui sont conservés dans la glycérine, et
qu'on lave à l'eau distillée au moment de s'en
servir, c'est-à-dire d'en effectuer la digestion. A
cet effet, on introduit dans un tube à essais 10 à
20 c.c. de liquide gastrique filtré, et, à l'aide d'un
fil, on suspend au centre du liquide un cube de
blanc d'œuf, après quoi le tube est porté à l'étuve
à 39° où on examine de temps en temps son con-

(1) L. Bouveret. — Loc. cit.

tenu. Le fragment de blanc d'œuf était d'abord opaque ; il devient peu à peu translucide, se désagrège et finit par se dissoudre dans le liquide qui le baigne et qui reste limpide. La digestion est alors terminée. On note le temps qu'elle a duré.

On admet que le liquide renferme d'autant plus de pepsine qu'un temps moins long est nécessaire pour la dissolution complète du cube d'albumine. Mais cette conclusion n'est pas absolument rigoureuse, car la proportion variable d'acide chlorhydrique organique dans le liquide examiné a son influence sur la rapidité de la digestion, et il doit en être tenu compte.

Pour obvier à cette cause d'erreur, ou tout au moins la diminuer, au lieu d'une, on effectue simultanément trois digestions artificielles. Voici, encore d'après Bouveret, comment on procède. Trois cubes d'albumine de même poids sont suspendus chacun dans un tube à essais et plongent, le premier dans du liquide gastrique pur, le second dans la même quantité de liquide gastrique additionné de son volume de solution d'acide chlorhydrique à 2 °/oo, le troisième, toujours dans la même quantité de liquide gastrique auquel on a ajouté, cette fois, quelques centigrammes de pepsine, puis les tubes sont portés à l'étuve, et leur contenu surveillé comme précédemment. La digestion s'effectue-t-elle dans le premier tube tout aussi vite que dans les deux autres? C'est que le liquide gastrique renferme une proportion suffisante, et de pepsine et d'acide chlorhydrique. La dissolution de l'albumine est-elle plus rapide dans le second tube? on en conclut que la quantité d'acide chlorhydrique organique était trop faible. Enfin, si la digestion est plus prompte dans le troisième tube, c'est la pepsine qui faisait plus ou moins défaut dans le liquide gastrique examiné. D'après Jaworski, il faut trois heures à un cube d'albumine de 5 centigrammes pour être complètement digéré, à la température de 40°, par 25 centimètres cubes de liquide gastrique de composition normale.

Si le liquide gastrique examiné ne renfermait pas d'acide chlorhydrique organique, ou en renfermait seulement une quantité insignifiante, on l'additionnerait goutte à goutte d'acide chlorhydrique en solution à 4 °/oo, jusqu'à ce qu'il donnât très nettement la réaction de Günzburg, puis la digestion artificielle serait mise en train comme précédemment. Dans le cas rare où la digestion ferait complètement défaut, on en concluerait que le liquide examiné est dépourvu non-seulement de pepsine mais aussi de propepsine.

165. Labferment et Labzymogène. — De même que la pepsine procède d'une substance

pepsinogène, la propepsine, de même le labferment provient d'un proenzyme, le *labzymogène,*
qui lui donne naissance sous l'influence des acides,
de l'acide chlorhydrique en particulier. Pas plus
que la propepsine, le labzymogène ne possède
d'action fermentescible ; son rôle est d'engendrer
le labferment dont, au surplus, il diffère sensiblement. Ainsi, il résiste aux alcalis qui, même
à très faibles doses, détruisent le labferment. Il
n'est pas altéré par une température de 70° qui,
elle encore, anéantit le labferment.

Le labferment *caséifie* le lait, c'est-à-dire dédouble sa caséine, l'un des produits du dédoublement se précipitant à l'état insoluble pour
constituer le *caséum*, ainsi que nous le verrons
plus loin en parlant du lait (§ 177). On utilise
cette propriété pour caractériser dans le suc
gastrique le labferment, et aussi le labzymogène
dont la recherche, dans les affections de l'estomac,
présente autant, et même plus d'intérêt, d'après
Bouveret, que celle de la pepsine, et doit lui
être préférée. Cette recherche a, en outre, l'avantage d'être plus simple et plus exacte que celle
de la pepsine. Enfin, la détermination de labzymogène a plus de valeur encore que celle du
labferment. Il semble, en effet, que de tous les
produits de sécrétion des glandes pepsinifères,
le labzymogène soit le dernier à disparaître. Il

ne fait défaut que dans les cas de lésions profondes et irrémédiables de la muqueuse gastrique (1).

Pour caractériser le labferment dans un liquide gastrique proposé, on procède de la façon suivante :

Dans un petit vase à saturation on introduit 5 c. c. de liquide gastrique filtré qu'on neutralise *avec précaution et très exactement* avec une solution étendue de carbonate de soude, ou mieux avec de l'eau de chaux. On ajoute au liquide gastrique son volume de lait, bouilli de préférence, et le tout est porté à l'étuve à 38°. Au bout d'un quart d'heure, s'il y a du labferment, le lait s'est pris en masse par suite de la coagulation de la caséine.

Le labzymogène sera caractérisé d'une façon analogue. La même quantité de liquide gastrique que tout à l'heure sera alcalinisée franchement, mais légèrement, avec une solution étendue de carbonate de soude ou d'eau de chaux pour détruire le labferment. Le liquide sera ensuite additionné de 2 ou 3 cent. cub. de solution au 1/100ᵐᵒ de chlorure de calcium dans le but de faciliter la coagulation, puis d'une quantité de lait égale à celle du liquide gastrique employé ; enfin le tout sera chauffé à l'étuve à 38°. La prise en masse du liquide au bout de dix minutes,

____

(1) L. Bouveret. — Loc. cit., p. 113.

un quart d'heure, sera l'indice de la présence du labzymogène.

Dans le cas où le liquide gastrique soumis à l'analyse ne renfermerait pas d'acide chlorhydrique organique, on l'additionnerait avec précaution d'une solution d'acide chlorhydrique à 4 °/₀₀, jusqu'à ce qu'il donnât nettement la réaction de Günzburg (§ 156) et on l'abandonnerait ensuite pendant 2 ou 3 heures à l'étuve à 38°. A supposer que le labzymogène ne fît pas défaut, ce dernier donnerait naissance dans ces conditions à du labferment, et il ne resterait plus ensuite qu'à répéter sur le liquide gastrique ainsi modifié l'essai de coagulation du lait, en procédant à cet effet comme ci-dessus. Un résultat négatif ferait conclure à l'absence du labzymogène.

166. On se rendra approximativement compte de la quantité de labferment dans un liquide gastrique acide de la façon suivante (1) :

On effectuera avec de l'eau distillée une série de dilutions du liquide gastrique, au 1/10ᵐᵉ, au 1/20ᵐᵉ, au 1/30ᵐᵉ, etc. On prendra 10 c. c. de chaque dilution et après les avoir neutralisés *exactement*, on les additionnera de 10 c. c. de lait, et le tout sera exposé à l'étuve, à la température de 38°. D'après Boas, avec un liquide

(1) L. Bouveret. — Loc. cit., p. 113.

gastrique normal, on obtient encore la coagulation du lait avec une dilution au 30me et même au 40me.

D'une façon analogue on appréciera la quantité du labzymogène dans un liquide gastrique, en traitant ce dernier comme il a été indiqué ci-dessus à propos de la recherche qualitative, puis effectuant à l'aide du liquide préparé, des dilutions successives de 10 en 10 qui seront poussées jusqu'au 150me. Ici encore Boas a constaté qu'avec un liquide gastrique normal, la coagulation du lait pouvait être obtenue avec une dilution au 1/100me et même au 1/150me.

167. Examen des produits de la digestion gastrique. — On peut encore se proposer dans l'examen d'un liquide stomacal, de déterminer l'état de transformation dans lequel se trouvent les aliments eux-mêmes qui ont été ingérés. Cette détermination porte sur les amylacés d'une part, de l'autre sur les albuminoïdes. Dans cette recherche on se base sur les faits suivants :

168. Amylacés. — Les amylacés introduits dans le tube digestif sont transformés sous l'influence d'une diastase, la *ptyaline*, que renferme la salive. Cette transformation qui commence déjà dans la bouche se poursuit dans l'estomac, mais seulement tant que la proportion d'acide chlorhydrique organique est faible dans ce milieu, une quantité un peu notable de cet élément acide arrêtant l'action du ferment salivaire. L'effet de la ptyaline sur l'amidon est de le transformer en sucre (en grande partie du moins). Mais cette transformation n'a pas lieu d'emblée ; l'amidon avant de devenir du sucre passe par plusieurs états intermédiaires sous lesquels il est possible de le caractériser, et de suivre par suite les progrès de sa transformation.

Les principaux produits de cette transformation de l'amidon qui commence par devenir soluble sont des dextrines (*érythrodextrine* et *achroodextrine*), dominant d'abord dans le mélange, et un sucre, *le maltose*, qui, au contraire peu abondant au début, finit par constituer le principal divisé amylacé. Quand donc la digestion salivaire est peu avancée, ce que l'on trouve surtout comme produits de cette digestion, ce sont : de l'amidon soluble et de l'érythrodextrine ; à la fin, au contraire, il n'existe plus que de l'achroodextrine et surtout du maltose. L'amidon soluble est coloré en bleu par l'eau iodée ; l'érythrodextrine l'est en rouge par le même réactif, qui n'a aucune action sur l'achroodextrine et le maltose. De plus cette dernière substance réduit la liqueur de Fehling (§ 78).

Ces données permettront d'étudier l'état de la

digestion des amylacés avec le liquide même provenant d'un repas d'épreuve d'Ewald. Si ce liquide est normal, quelques gouttes mises en contact dans un verre de montre avec une goutte ou deux d'eau iodée ne devront pas se colorer, les deux premiers termes de la série, amidon soluble et érythrodextrine, ayant disparu à ce moment du mélange en digestion. Par contre, le même liquide (1 cent. cub.) mélangé à son volume de liqueur Fehling et porté à l'ébullition devra réduire abondamment cette liqueur. Dans le cas, au contraire, où le liquide gastrique se teinterait plus ou moins fortement en rouge, ou même en violet par l'eau iodée, en ayant d'autre part peu d'action sur la liqueur de Fehling, on en concluerait que la digestion salivaire est imparfaite et anormale.

Les cas d'imperfection de la digestion des amylacés seront ordinairement en rapport avec une production exagérée d'acide chlorhydrique organique, ce composé acide venant entraver rapidement l'action du ferment salivaire.

169. Albuminoïdes. — A l'aide du liquide gastrique provenant d'un repas d'Ewald on ne pourra guère constater que la présence ou l'absence de peptone dans ce liquide, en recourant à cet effet à la réaction du biuret (§ 74). Suivant que la coloration violet améthyste ou rosée que prendra la liqueur pendant la réaction sera plus ou moins intense, on en concluera que le liquide examiné renferme plus ou moins de peptone.

Pour bien apprécier l'état de transformation des albuminoïdes par la digestion, on devra recourir à un liquide gastrique provenant d'un repas d'épreuve contenant de la viande ; celui de Germain Sée, par exemple, mentionné précédemment (§ 154 note). Voici les données qui guideront l'expérimentateur dans le cas présent.

Nous savons qu'en présence de l'acide chlorhydrique, la pepsine transforme les albuminoïdes en peptones en passant par des intermédiaires qui sont principalement : *la syntonine* et *la propeptone* (mélange de *protéoses*). L'albumine en solution acide se coagule sous l'influence de la chaleur. La syntonine en solution (solution acide) ne coagule pas par la chaleur, mais se précipite quand on neutralise sa solution par le carbonate de soude.

La propeptone n'est pas coagulée par la chaleur, mais elle précipite par l'acide azotique ou le ferrocyanure de potassium acétique, la chaleur faisant disparaître dans l'un et l'autre cas le précipité formé à froid. Le sulfate de magnésie ou celui d'ammoniaque ajoutés à saturation précipitent encore la propeptone. Celle-ci, enfin, donne la réaction du biuret.

La peptone est caractérisée par son incoagulabilité à chaud, sa non précipitation par l'acide azotique, le ferrocyanure de potassium acétique, le sulfate de magnésie ou d'ammoniaque ajoutés à saturation. Comme là propeptone, elle donne la réaction du biuret.

On utilisera ces différents caractères des albuminoïdes de la façon suivante pour apprécier dans un liquide gastrique l'activité de leur digestion.

On filtrera le liquide gastrique, qui, bien entendu, devra être acide, et une certaine quantité de celui-ci, 20 centimètres cubes par exemple, seront chauffés progressivement jusqu'à l'ébullition. L'apparition d'un coagulum au sein du liquide indiquera la présence de l'albumine non transformée. Si donc il s'est formé un coagulum, on éliminera celui-ci par filtration, puis le liquide limpide sera neutralisé avec précaution par une solution de carbonate de soude. La formation d'un nouveau précipité dans la liqueur, devenue neutre, sera imputable à la syntonine. On filtrera de rechef pour éliminer cette dernière.

1 ou 2 centimètres cubes du filtratum, acidulés par l'acide acétique, puis traités par le ferrocyanure de potassium, donneront un précipité que la chaleur fera disparaître si le liquide renferme de la propeptone. Une autre prise d'essai, additionnée d'une goutte ou deux d'acide azotique, devra se comporter de la même façon.

La propeptone décelée, le surplus] du filtratum sera alors saturé de sulfate de magnésie pour éliminer celle-ci. La précipitation ne se fera pas complètement de suite, et il sera bon d'attendre dix à douze heures avant de jeter le mélange sur le filtre. Enfin, dans le liquide filtré, on recherchera la peptone, après s'être assuré sur un centimètre cube ou deux de celui-ci qu'il ne précipite plus par le ferrocyanure de potassium acétique, c'est-à-dire qu'il est complètement débarrassé de propeptone. La réaction du biuret sera employée dans ce dernier cas pour caractériser la peptone. 3 ou 4 centimètres cubes de liqueur seront additionnés dans un tube à essais de deux ou trois gouttes d'une solution étendue de sulfate de cuivre, puis de dix à quinze gouttes de soude caustique en solution au $1/10^{me}$. L'apparition d'une coloration violet-améthyste ou rose indiquera la présence de la peptone.

Dans la succession des réactions que nous venons d'exposer, l'abondance plus ou moins grande des précipités obtenus indiquera approximativement les quantités respectives d'albumine, de syntonine et de propeptone en présence. L'intensité de la coloration violet-améthyste ou rose fournie par la réaction du biuret témoignera de la plus ou moins grande quantité de peptone. Dans un liquide de digestion normale, l'albumine et la syntonine ne devront plus être retrouvées qu'à l'état de traces, et même plus du tout. La propeptone et la peptone, au contraire, devront abonder et provoquer la réaction du biuret avec une grande intensité.

Au cours de cet examen du liquide gastrique, nous avons exposé nombre d'essais qui, la plupart du temps, ainsi que nous l'avons déjà dit, ne pourront être tous effectués par suite de l'insuffisance de la quantité de liquide disponible. Cette quantité sera, en effet, souvent minime, ne dépassant pas 40 à 50 centimètres cubes ; parfois même, elle sera bien moindre. Obligé de se restreindre dans les essais à tenter, disons en terminant qu'on devra d'abord procéder à la détermination de l'acidité du liquide gastrique proposé, puis chercher à caractériser le labferment et le labzymogène. On pratiquera ensuite la réaction du biuret pour juger de l'abondance des peptones par l'intensité de la coloration produite.

CHAPITRE VIII

BILE

170. La bile humaine est un liquide légèrement
visqueux, brun-jaunâtre dans les canaux biliaires
et la vésicule, vert sombre lorsqu'il a séjourné
quelque temps à l'air. Sa saveur est amère, son
odeur sensiblement nulle à l'état frais. Elle doit
sa viscosité à la présence d'un mucus particulier
dont elle se charge pendant son séjour dans la
vésicule biliaire; car la bile des canaux hépatiques
est très fluide et exempte de ce mucus.

Sa densité est comprise entre 1010 et 1030.

Quand elle n'a pas séjourné dans la vésicule,
la bile se dissout à peu près entièrement dans
l'eau, mais ces solutions, incoagulables par la chaleur, sont difficiles à filtrer et moussent par l'agitation.

Additionnée d'acide acétique, la bile de la vésicule donne un précipité généralement volumineux de *pseudomucine*, corps voisin de la mucine, par ses propriétés, mais non identique (Arthus). Elle précipite également par l'alcool ; le précipité renferme dans ce cas, indépendamment de la pseudomucine, de sels minéraux : sulfates, phosphates et chlorures.

Les principes constitutifs de la bile normale sont : l'eau, les acides biliaires (*acides taurocholique* et *glycocholique*), des matières colorantes (*bilirubine, biliverdine*), de la cholestérine, des corps gras, de la pseudomucine, un peu de lécithine, des sels minéraux (chlorures de sodium et de potassium, phosphates de soude, de chaux, de magnésie ; traces de fer, de cuivre).

Les acides de la bile existent dans celle-ci à l'état de sels de soude (*taurocholate et glycocholate de soude*). A cet état ils représentent 7 à 8 °/o du poids de ce liquide ; le glycocholate prédominant sur le taurocholate dans la bile humaine.

Les pigments ne se trouvent qu'en petite proportion dans la bile ; on en a isolé un certain nombre qui portent les noms de *bilirubine, biliverdine, bilifuscine, biliprasine, bilihumine*. Tous ces pigments semblent dériver par oxydation et hydratation simultanées du premier d'entre eux, la bilirubine, en rapports étroits, elle-même, avec la matière colorante du sang, *l'hémoglobine,* ou plutôt son dérivé, *l'hématine.*

Chimiquement, les pigments biliaires jouent le rôle d'acides faibles et se trouvent dans la bile à l'état de sels alcalins ou alcalino-terreux.

La cholestérine qu'on considère comme un produit de désassimilation des tissus nerveux existe dans la proportion de 2 à 3 $^o/_{oo}$ dans la bile fraîche dans laquelle elle est dissoute à la faveur du taurocholate et du du glycocholate de soude. Les graisses que renferme également la bile sont maintenues en solution dans ce liquide par les mêmes agents.

171. Recherche de la bile. — Nous avons déjà indiqué la recherche de cet élément dans l'urine (§ 96). Il peut être encore intéressant d'effectuer cette recherche dans d'autres liquides de l'organisme : sang, produits de vomissements, etc. On y parviendra soit en recourant à la réaction de Gmelin décrite à propos des urines, et propre à révéler les pigments biliaires, soit en s'attachant à caractériser les acides biliaires à l'aide de la réaction dite de Pettenkofer.

Le procédé de Gmelin, on ne peut plus facile à appliquer à l'urine, sera d'un emploi un peu moins simple avec le sang. On devra opérer sur le sérum de ce dernier, filtré au préalable. C'est sur la partie liquide et filtrée des produits de vomissements qu'on devra également faire réagir l'acide azotique.

172. En présence du sang ou de liquides venant de l'estomac, on obtiendra souvent de meilleurs résultats en recourant à la réaction de Pettenkofer. A cet effet la liqueur soupçonnée contenir de la bile sera évaporée à siccité (de préférence au B. M.), et le résidu repris par l'alcool. La solution alcoolique filtrée sera, à son tour, évaporée à sec, et l'extrait qui en résultera, délayé dans quelques gouttes d'eau. On dissoudra dans ce mélange une toute petite pincée de sucre en poudre, puis, sur le tout, on fera tomber goutte à goutte, et en refroidissant au besoin, de l'acide sulfurique concentré, jusqu'à ce que la dissolution, qui se trouble d'abord, redevienne limpide. En présence des acides biliaires, la teinte du mélange, d'abord rouge-orangé, passe au carmin et prend finalement une belle coloration violet pourpre. Elle finit par jaunir lentement. L'eau en excès et une température supérieure à 60° empêchent la réaction de se produire.

173. Calculs biliaires. — Les calculs biliaires sont ordinairement trouvés dans la vésicule, soit au cours d'une autopsie, soit à la suite d'une opération chirurgicale. On connaît dès lors leur nature, et leur analyse n'offre plus d'intérêt pour le médecin. Mais il peut se faire que ces mêmes calculs, après avoir passé des voies biliaires dans

l'intestin, soient retrouvés mélangés aux fèces ;
c'est alors qu'il devient intéressant de les caractériser et de s'assurer par cela même de leur
provenance.

Les calculs biliaires, expulsés de l'intestin en
même temps que les fèces, ne seront, en général,
pas très gros, vu la nécessité pour eux de fran-
chir au préalable le canal cholédoque, dont le
diamètre s'opposera à leur passage dès qu'ils auront acquis un certain volume.

L'aspect de ces calculs, bien nettoyés par un
lavage à l'eau, est assez variable. Le plus souvent, leur surface est lisse ; mais il arrive quelquefois qu'elle est rugueuse et leur donne un
aspect mûriforme. S'ils étaient seuls dans l'endroit où ils ont séjourné avant d'être expulsés
au dehors, on les retrouve avec une forme ovoïde
ou arrondie. Lorsqu'ils sont multiples, au contraire, dans les voies biliaires, par suite de leur
frottement les uns contre les autres, ils s'usent
mutuellement et se présentent alors avec une
forme grossièrement tétragonale ou cubique, à
angles arrondis, qui fait déjà deviner leur nature.

La composition de ces calculs, dans ce qu'elle
a d'essentiel, permet d'en distinguer de trois
espèces. Ceux de la première sont presque exclusivement formés par de la cholestérine ; ceux de
la seconde par des pigments biliaires. Enfin, ceux

de la troisième espèce sont constitués par un mélange des précédentes substances. Au point de vue envisagé ici, il nous suffira de caractériser l'un des éléments ci-dessus pour nous assurer, par cela même, de la nature et de la provenance du calcul.

Les calculs riches en cholestérine sont les plus communs. Ils sont ordinairement blancs ou gris, légers, tantôt à cassure cristalline, lamelleuse et brillante, tantôt à texture amorphe, à cassure conchoïdale. Pour caractériser la présence de la cholestérine dans ces calculs, on en pulvérisera une petite quantité qu'on dissoudra dans l'alcool à l'ébullition, ou mieux, dans un mélange à parties égales d'alcool et d'éther, à la température de 30 à 35°. Quelques gouttes de la solution mises sur une lame de verre et abandonnées à l'évaporation spontanée, laisseront déposer la cholestérine sous forme de grandes tables prismatiques, tout-à-fait caractéristiques, que l'on reconnaîtra au microscope (Fig. 28).

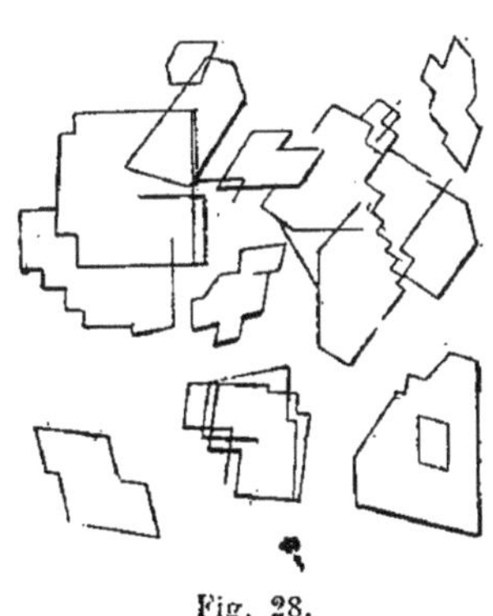

Fig. 28.

En l'absence de ce dernier instrument, on recourra à l'examen chimique proprement dit. A cet effet, on triturera un petit fragment du calcul avec 8 ou 10 gouttes d'acide sulfurique concentré, puis on additionnera le mélange de quelques gouttes également de chloroforme. En présence de la cholestérine, il se développera une coloration rouge sang qui passera peu à peu au violet, au bleu, au vert, et finira par disparaître (Meckel). On réalisera cette réaction d'une façon peut-être plus commode, en dissolvant dans un tube à essais la cholestérine à l'aide de quelques gouttes de chloroforme, et ajoutant ensuite une douzaine de gouttes d'acide sulfurique. La réaction ne tardera pas à se produire ; elle pourra être activée par une légère élévation de température.

Les calculs surtout composés de pigments biliaires se présentent ordinairement avec une couleur jaune foncée, acajou, ou brun noirâtre. Ils sont plus durs et plus lourds que ceux de cholestérine ; leur cassure est terreuse ou résinoïde. Ils sont formés surtout de bilirubinate de chaux, rarement de biliverdinate.

Pour isoler et caractériser dans ces calculs la matière colorante on procédera de la façon suivante. Le calcul, ou simplement un fragment de celui-ci, sera réduit en poudre et traité à plusieurs reprises par l'éther pour enlever la cholestérine, s'il s'en trouve, et dans ce cas on pourra caractériser également celle-ci, ce qui dispensera au besoin

de poursuivre l'examen du calcul. Dans le cas
contraire, le résidu de l'épuisement par l'éther
sera traité par l'acide chlorhydrique étendu pour
dissoudre la chaux combinée aux pigments ainsi
que les phosphates et carbonates terreux dont la
présence est ordinaire. En jetant le tout sur un
petit filtre on éliminera les éléments minéraux à
l'état de solution ; les pigments resteront sur le filtre.
Après les avoir lavés à l'eau distillée et séchés,
on les traitera par le chloroforme bouillant qui
dissoudra la bilirubine. Celle-ci, abandonnée par
évaporation du chloroforme, sera soluble dans l'ammoniaque qu'elle colorera en rouge orangé.

Si le chloroforme n'avait rien dissous, le résidu
inattaqué par lui serait traité à chaud par l'alcool
concentré qui laisserait déposer par évaporation
la biliverdine. Celle-ci serait soluble également
dans l'ammoniaque avec une belle couleur verte.

CHAPITRE IX

SALIVE

174. Les produits de sécrétion des différentes glandes salivaires ne sont pas identiques. Ainsi la salive *parotidienne* est un liquide clair, non filant, exempt de mucus, légèrement alcalin. Il renferme de la *ptyaline*, ferment diastasique permettant à la salive de transformer l'amidon en sucre. De plus, comme ce liquide prend ordinairement chez l'homme une teinte rouge quand on l'additionne d'un sel ferrique, on a cru pouvoir en conclure qu'il renfermait un sulfocyanate alcalin.

La salive *sous-maxillaire* est au contraire un liquide visqueux, trouble, riche en mucus et en éléments morphologiques, très alcalin, renfermant comme le précédent de la ptyaline, mais ne se colorant pas, ou à peine, par les sels ferriques.

Quant à la salive *sublinguale*, elle est filante, visqueuse et très épaisse. Elle est riche en mucine. Au dire de certains auteurs elle ne renfermerait pas de ptyaline. Pour d'autres, au contraire, des trois salives c'est celle qui en renfermerait le plus.

La salive proprement dite, ou salive mixte, est constituée par le mélange des trois précédentes auxquelles vient se joindre le mucus fourni par les glandes muqueuses des parois de la bouche. C'est ce mélange seulement que nous envisagerons.

La salive normale renferme comme principes constitutifs : de l'eau, de la ptyaline, de la mucine, de l'albumine, des matières grasses, des épithéliums, des sels minéraux (chlorures de sodium et de potassium, sulfate de potasse, phosphates alcalins, alcalino-terreux et terreux, carbonates et nitrites alcalins). Comme principes anormaux, on rencontre dans la salive : de l'urée, de la leucine, du glucose, des pigments biliaires, de l'acide lactique, des éléments organisés, microbes et bacilles.

Après filtration, la salive se présente sous forme d'un liquide clair, légèrement alcalin, contenant par litre de 4 à 10 grammes de matières solides. Elle se trouble à chaud et ne s'éclaircit pas après addition d'acide nitrique. L'alcool, l'acétate de plomb, le tannin, les sels mercuriques la précipitent.

Les bromures et les iodures ingérés comme médicaments passent dans la salive, peut-être plus rapidement encore que dans l'urine. Après l'absorption des mercuriaux, ceux-ci sont retrouvés aussi dans la salive qui, souvent, est une de leurs voies d'élimination de prédilection.

L'élément le plus important de la salive est la *ptyaline*, à laquelle elle doit de pouvoir transformer en sucre l'amidon. Il est facile de constater cette propriété de la façon suivante : on mâche quelques instants un morceau de pain azyme, ou simplement un peu de mie de pain et on crache dans un verre le produit de cette mastication qui doit être assez abondant pour que, jeté sur un filtre, on obtienne un ou deux centimètres cubes au moins de liquide filtré. Ce liquide réduit abondamment la liqueur cupro-potassique, témoignant ainsi de la présence du glucose.

La ptyaline est une substance blanche, amorphe, soluble dans l'eau, l'alcool affaibli, la glycérine. Elle n'est pas de nature protéïque ; elle est toutefois azotée. C'est une diastase.

En solution aqueuse neutre ou très légèrement alcaline, mais non acide, elle transforme rapidement, surtout vers 35 à 40°, l'amidon en sucre.

Mais si la solution a été portée à 60°, elle perd toute propriété saccharifiante. Un très petit excès d'alcali ou d'acide entrave l'action de la ptyaline. Cette action peut réapparaître si on sature la liqueur, ou si on l'additionne d'un peu de peptone (1 %), suivant la remarque de Chittenden et Herbert Smith. Un excès d'acide annihile d'une façon définitive l'action de la ptyaline.

Calculs salivaires et tartre dentaire

175. Les concrétions que l'on rencontre parfois dans les glandes salivaires ou leurs conduits excréteurs, sont principalement constituées par du carbonate et du phosphate de chaux, mélangés à une certaine quantité de matières organiques (mucus, débris épithéliaux). Ces concrétions sont ordinairement arrondies ou allongées en forme de grains de blé. On en a trouvé qui mesuraient plusieurs centimètres de long. Leur couleur habituelle est blanc jaunâtre.

Traités par un acide minéral ces calculs font effervescence (acide carbonique). La solution chauffée ensuite avec du molybdate d'ammoniaque donne naissance à un précipité jaune serin (acide phosphorique).

Le tartre dentaire est constitué par le dépôt dur

qui se forme sur les dents, surtout à leur collet. Il consiste en un enduit gris, jaunâtre, verdâtre ou brun, à texture grenue, renfermant à peu près les mêmes éléments que les calculs salivaires. Les acides l'attaquent et le dissolvent avec dégagement de gaz. Il reste une gangue organique amorphe.

CHAPITRE X

LAIT

176. — Le lait provient de la fonte des cellules de la glande mammaire. C'est un liquide blanc, opaque, de saveur un peu sucrée. On peut rapprocher sa constitution de celle du sang et dire qu'il consiste en un plasma transparent (*lactoplasma*), tenant en suspension des éléments solides, qui sont de deux sortes : les uns, des globules arrondis très réfringents, constitués par une matière grasse (*beurre*); les autres, plus petits, apparaissant sous forme de très fines granulations et essentiellement composés de phosphate de chaux. Quant au plasma, il est constitué par de l'eau tenant en solution un sucre particulier (*lactose*), des substances albuminoïdes (*caséine, lac-*

talbumine, lactoglobuline), des sels minéraux (*chlorures de sodium et de potassium, phosphates alcalins
et alcalino-terreux.*

La réaction du lait est neutre au tournesol.
Pourtant ce liquide présente souvent une faible
alcalinité, surtout celui de femme.

La couleur blanche normale du lait est sujette
à quelques variations. Ce liquide peut, en effet,
être blanc jaunâtre, blanc bleuâtre, et même présenter une coloration rosée. Ces teintes proviennent souvent de l'alimentation chez les herbivores.
D'autres fois, ce sont des vibrions spéciaux qui
pullulent dans le lait et le colorent.

Par un repos prolongé, le lait se sépare en
deux couches : l'une, supérieure, onctueuse, jaunâtre et constituée par la majeure partie des globules graisseux (*crème*); l'autre, bleuâtre, opalescente et renfermant la presque totalité des autres
éléments constitutifs du lait, ainsi qu'un peu de
matière grasse restée en suspension, et cause de
l'opalescence du liquide.

Abandonné au contact de l'air, surtout si la
température est élevée, le lait ne tarde pas, en
général, à subir, sous l'influence de certains
microorganismes, une fermentation dans laquelle
le lactose se transforme peu à peu en acide lactique, de sorte que, d'alcalin qu'il était souvent
au début, le lait devient de plus en plus acide.

Dans le milieu acide ainsi constitué, la caséine se coagule, entraînant avec elle la presque totalité des corps gras. On dit alors que le lait est *caillé*.

Par suite de la destruction des microorganismes (causes de son altération) qu'il renfermait au moment où on a pratiqué l'opération, le lait bouilli fermente beaucoup plus lentement que le lait cru. On utilise cette propriété pour prolonger la conservation de ce liquide en été, surtout lorsque le temps est orageux.

Les acides minéraux, beaucoup d'acides organiques (acétique, lactique, citrique, etc.) coagulent le lait à froid ou à chaud. Il en est de même de l'alcool, du tannin, de la gomme, d'un certain nombre de sels neutres ajoutés en proportion suffisante. Les laits de femme et d'ânesse ne se coagulent pas par les acides organiques, même à chaud.

177. Petit lait. — Que le lait se soit caillé spontanément ou que la coagulation de sa caséine ait été provoquée artificiellement (présure, acides organiques, etc.), le liquide qui reste après la séparation du coagulum porte le nom de *petit lait*. Le petit lait est donc du lait privé de sa matière grasse, englobée dans une partie de ses éléments albuminoïdes. Mais ici, il est intéressant de noter que la composition du petit lait, ainsi que celle du coagulum formé, ne sont pas les mêmes, suivant que ce coagulum s'est produit sous l'influence d'un acide ou sous celle de la présure. Dans le premier cas, en effet, c'est de la caséine proprement dite qui s'est précipitée; caséine, du reste, qui ne préexistait pas dans le lait, mais s'est formée dans un milieu acide, aux dépens de la *substance caséinogène* que renferme le lait. Dans le cas, au contraire, où la coagulation du lait a eu lieu sous l'influence de la présure, ce n'est plus de la caséine qui s'est précipitée, mais un produit de transformation de celle-ci, n'ayant plus la même composition chimique ni les mêmes propriétés qu'elle. Ici nous nous retrouvons en présence d'un phénomène présentant les plus grandes analogies avec celui de la coagulation du sang ; un phénomène de fermentation diastasique.

Sous l'influence, en effet, du labferment (principe actif de la présure, § 165) la caséine est dédoublée en deux substances, l'une la *lactosérum-protéose*, qu'on retrouve dans le petit lait, l'autre qui, en se combinant à la chaux présente dans le milieu ambiant, forme un composé insoluble ou *caséum*. Et en effet, si, à l'exemple de ce qui a été indiqué à propos du sang (§ 123) on décalcifie le lait en l'additionnant d'oxalate de potasse, la présure agissant ensuite sur ce lait ainsi privé de chaux, ne détermine plus sa coagulation ou *caséifi-*

cation. Elle n'en a pas moins modifié ce lait, en provoquant la formation d'un nouveau corps, le *caséogène*, et si on n'a pas vu de caséum se précipiter, c'est que ce caséum n'a pu prendre naissance, faute de la chaux nécessaire à la constitution de sa molécule. Pour s'en convaincre, il suffit d'ajouter au lait dans ces conditions un sel de chaux soluble, du chlorure de calcium par exemple, et on voit aussitôt le précipité de caséum apparaître. Le caséogène s'est combiné à la chaux pour donner naissance à ce caséum (1).

178. Composition du Lait. — La composition du lait varie un peu suivant l'espèce animale qui l'a produit (sans compter les variations qui peuvent provenir dans une même espèce, du fait de l'individu lui-même). Voici la composition moyenne des laits les plus intéressants à connaître pour le médecin.

	Femme	Vache	Chèvre	Anesse
Beurre . . . . par litre	35 gr.	40 gr.	42 gr.	28 gr.
Caséine et autres albuminoïdes »	20 »	36 »	38 »	18 »
Lactose . . . . »	55 »	52 »	40 »	58 »
Sels minéraux . . . . · »	2 50	7 »	6 »	5 »
Résidu sec	112 50	135 »	126 »	100 »

L'inspection du tableau précédent montre que le lait de vache est plus riche en matériaux

(1) Arthus. — Loc. cit.

nutritifs que le lait de femme. D'où la conclusion :
étendre d'eau le lait de vache pour alimenter les
enfants dans l'allaitement artificiel.

Le lait de chèvre se rapproche par sa composition du lait de vache. Il a un aspect plus crémeux
et une odeur plus prononcée.

Le lait d'anesse est celui qui, par sa digesti-
bilité, se rapproche le plus du lait de femme ;
mais par sa composition il diffère, comme on le
voit, sensiblement de ce dernier. Toutefois, sa faci-
lité d'assimilation par l'organisme le fait souvent
préférer aux autres laits lorsqu'il s'agit de l'admi-
nistrer soit à des enfants, soit à des débilités.

179. Colostrum. — Le lait que l'on trouve
dans la glande mammaire dans les premiers
jours qui suivent la parturition présente une
composition spéciale en raison du rôle particulier qu'a à remplir ce liquide à ce moment. On
lui donne le nom de *Colostrum*.

Histologiquement le colostrum est caractérisé
par de gros globules comme framboisés, fort
riches en graisse. Ces globules disparaissent dans
le cours de la seconde semaine et sont remplacés
par les globules proprement dits du lait, d'un
diamètre plus faible.

Chimiquement le colostrum est caractérisé par
la présence d'albumine coagulable par la chaleur.

en bien plus grande quantité que dans le lait. Par contre, il contient très peu de caséine, et renferme un excès de beurre et de sucre.

La présence dans le colostrum d'albumine en quantité notable (lactalbumine, lactoglobuline) fait qu'il coagule à l'ébullition, tantôt en une masse compacte, tantôt en gros grumeaux flottant dans un liquide jaunâtre et transparent; les globules gras sont entraînés par le coagulum.

Le colostrum humain, consistant et de couleur jaune au début, devient blanchâtre à partir du troisième ou quatrième jour. L'ammoniaque le rend visqueux et filant. Vers le quinzième jour environ, il est remplacé par le lait proprement dit.

1180. Densité du lait. — La densité du lait de femme est, en moyenne, de 1030. Celle du lait de vache, un peu supérieure, est de 1032 en moyenne.

Avant de procéder à l'analyse proprement dite de lait, on prend ordinairement la densité de celui-ci à l'aide d'un aréomètre spécial appelé *lactodensimètre, pèse-lait*. Le plus usité, celui de Quevenne, indique les densités comprises entre 1015 et 1040. Les deux derniers chiffres seulement de ce nombre sont inscrits sur la tige de l'instrument et portent le nom de degrés du lactodensimètre. Celui-ci, mis à nu dans le lait, y plonge-t-il de telle façon que la surface du liquide affleure au degré 30 par exemple? On dira, par abréviation, que ce lait marque 30, ce qui veut dire que sa densité est de 1030.

Le lactodensimètre de Quévenne porte encore d'autres indications. Sur chaque face de la tige plate qui surmonte le corps de l'appareil sont notées, en regard des degrés, des indications se rapportant, d'un côté au lait non écrémé, de l'autre au lait écrémé. Ces indications qui avaient sans doute leur raison d'être dans le principe, alors que le densimètre de Quévenne fut imaginé, ont cessé depuis longtemps, ce me semble, de pouvoir être utilisées. Sans que le fraudeur moderne fasse grandement appel à sa science professionnelle, il lui sera, en effet, on ne peut plus facile d'induire en erreur ceux qui croiraient se rendre compte de la valeur d'un lait en en prenant simplement la densité. Le poids spécifique du lait étant supérieur à celui de l'eau, l'addition au lait de ce dernier liquide en diminuera la densité. Comme, d'autre part, les matières grasses du lait sont plus légères que l'eau, en enlevant celles-ci sous forme de crème (*écrémage*) on rendra plus dense la partie restante du lait. Une combinaison convenable de ces deux opérations, addition d'eau et écrémage, agissant en sens inverse sur la densité du lait, permettra donc de conserver à ce liquide son poids spécifique primitif et de faire croire à celui qui procéderait à un simple examen aréométrique qu'il a affaire à un lait pur, alors que ce lait aura, au contraire, été soumis à une double sophistication.

Comme le pèse-urine, le pèse-lait est gradué pour la température de 15°. Des tables de correction ont été dressées par Quévenne pour toutes les températures usuelles. A défaut de ces tables on peut se contenter dans la pratique d'ajouter un degré à la densité trouvée par 5 degrés de température au-dessus de 15°, et de retrancher, au contraire, un degré de densité par 5 degrés de température au-dessous de 15°.

Avant de plonger le lactodensimètre dans le lait à examiner, il faut avoir soin de rendre ce dernier bien homogène en le remuant avec une baguette de verre, ou mieux, en le transvasant quatre ou cinq fois de suite d'une éprouvette dans une autre. Pour la prise proprement dite de la densité, mêmes précautions que celles qui ont été indiquées à propos de l'urine (§ 8).

181. Analyse du lait. — Nombre de méthodes ont été proposées pour l'analyse du lait. Je me contenterai ici, en la faisant suivre seulement de quelques additions, de décrire la méthode d'Adam, employée depuis quinze ans dans les hôpitaux civils de Paris, méthode qui se recommande par sa simplicité et la commodité de son emploi. Elle donne au surplus des résultats d'une exactitude plus que suffisante pour les besoins médicaux. Pour plus de précision, je rapporterai ici presque textuellement la description de la méthode faite par l'auteur lui-même (1).

Dosage du Beurre. — Ce dosage repose sur la remarque suivante faite par Adam.

Si on mélange intimement du lait avec une solution éthéro-alcoolique ammoniacale et qu'on abandonne le tout au repos, le liquide ne tarde pas à se séparer en deux couches : l'une supérieure transparente et limpide, renfermant le beurre en solution éthéro-alcoolique ; l'autre inférieure, opaline, essentiellement aqueuse, renfermant tous les autres principes du lait.

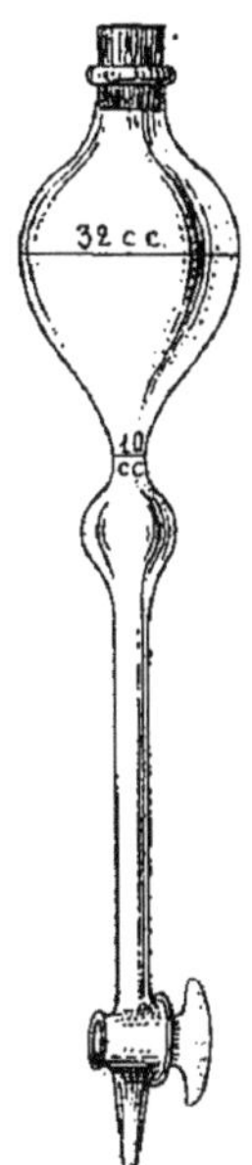

Fig. 29.

L'appareil imaginé par Adam pour mettre à profit cette remarque et l'employer au dosage du beurre, porte le nom de *Galactimètre* ; il est représenté dans la figure 29. On l'utilise de la façon suivante :

L'appareil est plongé dans le lait par son extrémité inférieure, le robinet ouvert, et on fait monter le liquide jusqu'au trait

(1) Adam. — Analyse du lait. Jour. de Ph. et de Ch., 1881, p. 22.

10 cent. cub. ou un peu au-dessus en aspirant doucement par l'extrémité supérieure. On ferme le robinet, on l'essuie, puis en l'entrouvrant légèrement, on laisse écouler le petit excès de liquide de l'appareil de façon à avoir dans celui-ci exactement 10 cent. cub. de lait.

On verse alors par l'ouverture supérieure du galactimètre, jusqu'au trait 32 cent. cub. un mélange d'alcool et d'éther ammoniacal ainsi constitué :

Alcool à 75° ammoniacal (1) . .   100 volumes
Ether pur à 65°   110   »

On bouche solidement l'appareil puis on le retrourne plusieurs fois sur lui-même, de façon à bien mélanger les deux liquides et obtenir une liqueur parfaitement homogène.

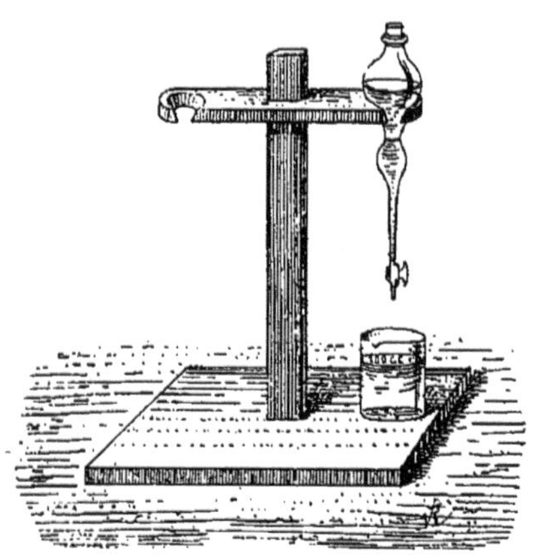

Fig. 30.

Le galactimètre est alors abandonné au repos sur un support (fig. 30) pendant cinq minutes. Au bout de ce temps la sé-

(1) Cet alcool se prépare en introduisant dans un ballon ou une éprouvette jaugeant un litre : 833 cent. cub. d'alcool rectifié à 90° puis 30 cent. cub. d'ammoniaque du codex, et complétant le volume de 1 litre avec de l'eau distillée.

paration du liquide en deux couches est complète.

On enlève le bouchon de l'appareil, puis en entr'ouvrant avec précaution le robinet on élimine une petite quantité de lait restée dans la clef de celui-ci ainsi que dans la portion effilée située au dessous ; lait qui ne fait pas partie des 10 cent. cub. mis en expérience (1).

Cette élimination effectuée, la liqueur aqueuse contenue dans la partie inférieure du galactimètre est soutirée à un demi centimètre près dans une éprouvette graduée ou dans un vase jaugeant exactement 100 cent. cub. L'appareil rebouché est roulé vivement entre les deux mains et laissé de nouveau au repos. Il se reforme à sa partie inférieure une nouvelle colonne opaline que l'on soutire comme précédemment, sans laisser le liquide clair s'engager dans le robinet et on réunit ce liquide aqueux au premier recueilli.

On fait couler alors dans l'appareil de l'eau distillée de façon à reproduire le volume primitif de 32 cent. cubes. Cette eau, destinée à laver la paroi de l'instrument, doit être versée doucement le long

(1) Un moyen facile et expéditif de se débarrasser du lait contenu au-dessous du robinet consiste à profiter, aussitôt après le mélange des liquides et avant leur séparation, de l'excès de pression intérieure. L'appareil, solidement bouché, est retourné sens dessus dessous ; et, quand tout le liquide est passé dans la grande boule, on ouvre brusquement le robinet : le lait est chassé au dehors. On referme le robinet et on laisse reposer comme il a été dit.

de cette paroi de façon à ce qu'elle ne tombe pas directement dans la solution éthéro-alcoolique de beurre et ne courre pas risque de la diviser. Pendant l'affusion d'eau on fait tourner lentement dans la main gauche l'appareil incliné de façon à ce que toute la paroi participe au lavage. Quand on redresse l'appareil, l'eau de lavage en occupe la partie inférieure, surnagée par le liquide butyreux.

On laisse reposer 4 ou 5 minutes puis on soutire cette eau que l'on réunit à la première liqueur recueillie dans l'éprouvette. L'ensemble de ces liquides aqueux est mis de côté pour les autres dosages dont il sera parlé plus loin.

A ce moment il ne reste dans l'appareil que la solution éthéro-alcoolique de beurre. En ouvrant le robinet on la fait tomber dans une petite capsule à fond plat tarée d'avance (porcelaine ou platine). On rince l'intérieur de l'appareil avec 7 ou 8 centimètres cubes d'éther qu'on réunit à la solution butyreuse qui se trouve déjà dans la capsule, et on procède à l'évaporation. Celle-ci, toutes les fois qu'on n'est pas autrement pressé, est commencée à l'air libre de façon à n'avoir pas à craindre la combustion des vapeurs d'éther, puis terminée soit à l'étuve, soit au B. M. On a soin d'éviter toute ébullition du liquide qui causerait des pertes par projection.

L'évaporation est complète lorsqu'on ne perçoit plus l'odeur de l'éther et que le beurre s'étale au fond de la capsule en nappe jaune bien limpide et bien uniforme. Quand on dispose d'une étuve, il est toutefois plus sûr de terminer l'évaporation en maintenant la capsule dans cet appareil à la température de 100° pendant 20 minutes, une demi-heure. Après refroidissement, de préférence sous la cloche à dessiccation, la capsule portée sur la balance donne le poids du beurre contenu dans 10 centimètres cubes de lait.

Dosage du lactose et de la caséine

182. Lactose. — La liqueur recueillie précédemment dans l'éprouvette graduée est additionnée de 2 centimètres cubes d'acide acétique à 15 %; on parfait le volume de 100 centimètres cubes un peu fort avec de l'eau distillée, on agite vivement avec une baguette de verre pendant quelques instants, on couvre et on abandonne au repos jusqu'à complet éclaircissement du liquide (1).

Le contenu de l'éprouvette est alors versé sur un double filtre dont les deux feuillets ont même poids ; on a soin de recouvrir l'entonnoir après chaque affusion pour prévenir toute évaporation.

(1) Il est avantageux de procéder à la précipitation de la caséine dès qu'on a obtenu la liqueur qui la renferme. Le dépôt de caséine aura ainsi tout le temps de s'effectuer tandis qu'on terminera le dosage du beurre.

On recueille ainsi un volume de liqueur variable selon la quantité du précipité, mais toujours à un titre dix fois plus faible que celui du lait, et ne contenant plus que les sels et le lactose ainsi qu'une très petite quantité de lactalbumine (1) restée en solution dans le traitement par l'acide acétique, et dont la quantité n'excède pas en général 0 gr. 50 à 0 gr. 80 par litre de lait. Ordinairement on néglige le dosage de cette albumine.

Le lactose peut être dosé immédiatement par la liqueur cupro-potassique (2). Quand on n'a pas besoin d'une exactitude rigoureuse, on peut aussi le doser rapidement par différence de la façon suivante.

L'acétate d'ammoniaque introduit dans la liqueur au cours de l'analyse étant complètement volatil à 100°, on fera évaporer dans une capsule de platine 10 centimètres cubes du liquide débarrassé de la caséine, on pèsera, puis on incinérera et on déduira par différence, après une nouvelle pesée, le

(1) La liqueur contient aussi ordinairement un peu de lacto globuline.

(2) Dans ce dosage on se souviendra que le lactose n'agit pas sur la liqueur de Fehling avec la même intensité que le glucose. Alors que 10 centimètres cubes de liqueur de Fehling normale sont décolorés par 50 milligr. de glucose, il faut pour arriver au même résultat 67 milligr. de lactose hydraté, $C^{12}H^{22}O^{11} + H^2O$, ou bien 63 milligr. 5 de lactose anhydre, $C^{12}H^{22}O^{11}$. Voir au surplus pour ce dosage § 84.

poids du lactose détruit. D'après ce que nous avons dit précédemment la petite quantité de lactalbumine que renferme le lait sera comptée, dans ces conditions, comme lactose. Il ne restera dans la capsule que les cendres d'un centimètre cube de lait.

183. Caséine. — La caséine restée sur le filtre est lavée à plusieurs reprises à l'eau distillée. Le filtre, retiré avec précaution de l'entonnoir, est étalé, replié en deux seulement, essoré fortement entre des feuilles de papier à filtrer, de façon à aplatir le plus possible la matière. Grâce à cette précaution, la dessiccation se fait très rapidement à l'étuve. Avant qu'elle soit tout à fait complète, on sépare les deux feuillets constituant le double filtre. La dessiccation terminée les deux filtres sont refroidis sous l'exsiccateur et pesés. L'excès de poids du filtre qui renferme le précipité sur l'autre donne le poids de la caséine contenue dans 10 centimètres cubes de lait.

Une manière très rapide de doser la caséine consiste à la peser dans le filtre (1) sans l'avoir lavée. A cet effet le filtre contenant la caséine brute, aplati et essoré entre des doubles de papier à filtrer, est rapidement pesé, au besoin entre deux verres de montre : l'augmentation de poids du filtre représente, outre la caséine pure, le liquide qui l'imprègne ; la dessiccation élimine l'eau, et la diffé-

----

(1) On emploie alors un filtre simple taré.

rence ne représente plus que le poids de la caséine pure et sèche, plus le résidu afférent au volume du liquide évaporé, résidu que l'on calcule aisément en faisant évaporer un volume connu du même liquide : soit 10 centimètres cubes.

De nombreuses expériences ont permis à l'auteur de la méthode de constater que le poids à retrancher de la caséine brute, dans ces conditions, peut, sans erreur appréciable, être évalué empiriquement à 1 centigramme.

C'est surtout pour l'analyse du lait de femme que cette marche est à recommander. Dans ce lait, en effet, la caséine y est difficilement précipitable et s'y trouve dans un état certainement différent de la caséine du lait de vache, et plus altérable.

De là, deux recommandations essentielles faites par Adam pour l'analyse du lait de femme :

1º Employer pour l'analyse de ce lait une liqueur galactimétrique spéciale, à peine alcalinisée, de manière à pouvoir être précipitée ensuite par aussi peu d'acide acétique que possible ; puis attendre un certain temps la précipitation de la caséine, qui est toujours lente (2 ou 3 heures) ;

2º Doser la caséine à l'état brut, sans la soumettre à des lavages qui pourraient l'altérer et la redissoudre en partie.

Détermination de l'eau, de l'extrait sec
et des cendres

184. 10 centimètres cubes de lait sont pesés dans une petite capsule de porcelaine à fond rond et tarée en même temps qu'une courte baguette de verre faisant, pour l'instant, partie intégrante de la capsule. On additionne le lait d'une goutte d'acide acétique et on le chauffe au bain-marie, en l'agitant avec la baguette de verre jusqu'à formation d'un coagulum, qu'on divise du mieux qu'on peut. On laisse ensuite l'évaporation se poursuivre jusqu'à consistance de pâte très ferme. On retire alors la capsule du bain-marie et, avec la baguette, on triture la masse de manière à la réduire en une poudre grossière. On détache des parois de la capsule les fragments de matière qui y adhèrent en s'aidant d'une petite spatule métallique, si la baguette de verre n'est pas suffisante à cet effet, et l'on remet ensuite la capsule au bain-marie. On obtient en très peu de temps une masse blanche, poreuse, qui s'écrase facilement sous la baguette de verre dans la capsule même, en donnant une poudre dont on achève la dessiccation, soit au bain-marie, soit à l'étuve à 85-90° (1).

(1) Il est préférable que la température de l'étuve n'atteigne pas tout à fait 100°, pour éviter l'altération et la coloration du résidu.

La capsule refroidie sous la cloche à acide sulfurique est portée ensuite sur la balance. L'augmentation de son poids donne celui du résidu sec. Le poids de cet extrait sec, calculé pour un litre, et retranché de la densité du lait, fournit le poids de l'eau contenue dans un litre de ce liquide.

L'extrait sec incinéré dans une capsule de platine donne enfin le poids des cendres (2) ; poids déjà obtenu précédemment, mais ne correspondant alors qu'à un centimètre cube de lait, ce qui est une prise d'essai insuffisante pour cette détermination.

185. Telle est la méthode d'Adam pour l'analyse complète du lait. Son point faible est certainement le dosage de la caséine qui, la plupart du temps impossible dans un lait de femme, en dépit des recommandations faites par l'auteur pour ce cas particulier, présente souvent aussi des difficultés avec le lait de vache lui-même, et fournit des résultats sur l'exactitude desquels on ne peut pas toujours compter. Avec certains laits de vache, on voit en effet la caséine, précipitée par une portion seulement de la quantité d'acide acétique recommandée par Adam,

(2) A moins qu'on ne tente l'incinération de l'extrait dans la capsule même où il aura été produit, comme il sera souvent difficile de transvaser *en totalité* cet extrait dans une capsule de platine, il sera préférable de faire évaporer directement dans cette dernière 10 c. c. de lait, puis de les incinérer.

se redissoudre en partie par l'addition du reste du liquide acide prescrit. Avec d'autres laits, au contraire, les 2 centimètres cubes d'acide acétique à 15 % indiqués pour précipiter la caséine de la prise d'essai paraissent insuffisants pour amener une précipitation complète de cette caséine ; car on voit parfois la précipitation continuer sous l'influence d'une nouvelle addition du réactif acide. J'ajouterai donc ici quelques indications pour compléter la méthode d'Adam et tacher de remédier à ses défectuosités.

Dosé par cette méthode, le beurre accuse ordinairement un chiffre un peu faible, mais dont l'écart dépasse rarement 1 gr. par litre, si l'opération a été faite avec soin, et est quelquefois représenté par zéro. Toutefois si on tenait à doser la matière grasse dans le lait avec beaucoup d'exactitude on procéderait de la façon suivante.

Après avoir installé un petit filtre dans un entonnoir, on remplirait ce filtre de sable fin en quantité suffisante pour qu'arrosé avec 10 c. c. du lait à analyser il absorbât tout le liquide sans en laisser écouler une goutte. Le tout serait ensuite porté dans une étuve chauffée à 80-90°, et maintenu dans celle-ci jusqu'à dessiccation complète du filtre et de son contenu. Ce dernier serait alors épuisé par l'éther ordinaire, ou mieux par l'éther de pétrole, de préférence dans un appareil à épuisement continu, si on en possédait un. La solution butyreuse serait évaporée, et son résidu maintenu pendant quelque temps à l'étuve à 100° serait finalement pesé.

En ce qui concerne le dosage des matières albuminoïdes, le plus simple sans doute dans une analyse ordinaire de lait, sera de doser ces matières en bloc par différence; c'est-à-dire qu'on retranchera du poids de l'extrait sec obtenu la somme des poids des autres éléments, déterminés d'autre part. On aura ainsi à peu de chose près la quantité de caséine, celle des autres albuminoïdes (lactalbumine, lactoglobuline) étant en génésal relativement minime.

Cette façon de procéder que j'indique pour le lait de vache devra à plus forte raison être utilisée pour le lait de femme.

Si l'on tient à procéder directement au dosage des matières albuminoïdes dans ce dernier lait, on pourra essayer la méthode suivante recommandée par Méhu (1).·

On acidulera légèrement 10 cent. cubes de ce lait à l'aide d'acide acétique, puis on les additionnera de quatre fois leur volume d'alcool à 95°, et le mélange sera chauffé au bain-marie jusqu'au voisinage de l'ébullition. On laissera ensuite refroidir. Lorsque le mélange sera *complètement* froid,

(1) Méhu. — Chimie Médicale.

on jettera le magma sur un filtre taré, exactement du même poids qu'un autre préparé en même temps que lui, et qu'on aura mis de côté. Le résidu resté sur le filtre sera alors épuisé par l'alcool à 50° qui dissoudra le lactose précipité, une partie également des sels précipités, et une faible portion de la matière grasse. Après ce traitement, le filtre desséché à l'étuve sera traité à épuisement par l'éther ordinaire ou l'éther de pétrole, pour le débarrasser complètement de sa matière grasse. On n'arrêtera le lavage à l'éther que lorsque quelques gouttes de ce dissolvant ne laisseront plus de résidu appréciable à l'évaporation sur une lame de verre. Ce résultat atteint, il ne restera plus qu'à sécher le filtre à l'étuve en compagnie du filtre vide qui avait été mis de côté. Ces deux filtres seront enfin portés sur la balance. Leur différence de poids correspondra à celui des matières albuminoïdes contenues dans 10 c. c. de lait.

Ces matières albuminoïdes retiennent des traces de sels (phosphates terreux principalement) qu'on pourrait obtenir et évaluer par incinération.

Enfin si on tenait à effectuer le départ de la caséine et des autres albuminoïdes du lait, on opérerait de la façon suivante :

On saturerait 10 c. c. de lait avec du sulfate de magnésie en poudre, on ajouterait ensuite

50 c. c. de solution saturée de ce sel et le mélange serait abandonné à lui-même pendant une heure ou deux. Au bout de ce temps on filtrerait pour séparer la caséine coagulée et on laverait le filtre avec la solution saturée de sulfate. Les eaux de lavage ayant été réunies à la liqueur mère, on acidulerait celle-ci légèrement à l'aide d'acide acétique, puis on la porterait à l'ébullition. Le coagulum d'albumine formé serait reçu sur un petit filtre taré, lavé à l'eau distillée tiède jusqu'à ce que les eaux de lavage ne précipitent plus par le chlorure de baryum, séché à l'étuve et pesé. En retranchant le poids d'albumine ainsi obtenu du poids total des matières albuminoïdes, on aurait par différence celui de la caséine elle-même.

186. Examen microscopique. — On pourra compléter une analyse de lait en examinant ce dernier au microscope. Une goutte de ce liquide sera étendue de deux ou trois gouttes d'eau distillée, et un peu de ce mélange porté sur le champ du microscope. On constatera l'absence, notamment, de globules de pus, de sang et de colostrum, ainsi que celle de grains de fécule ou d'amidon.

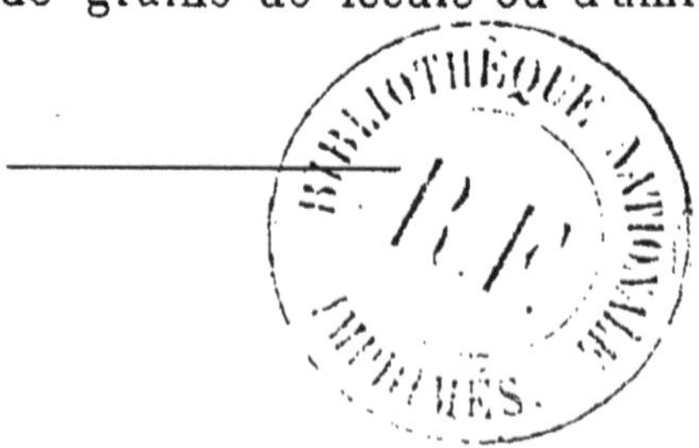

TABLE DES MATIÈRES

INDEX ALPHABÉTIQUE

INDEX ALPHABÉTIQUE

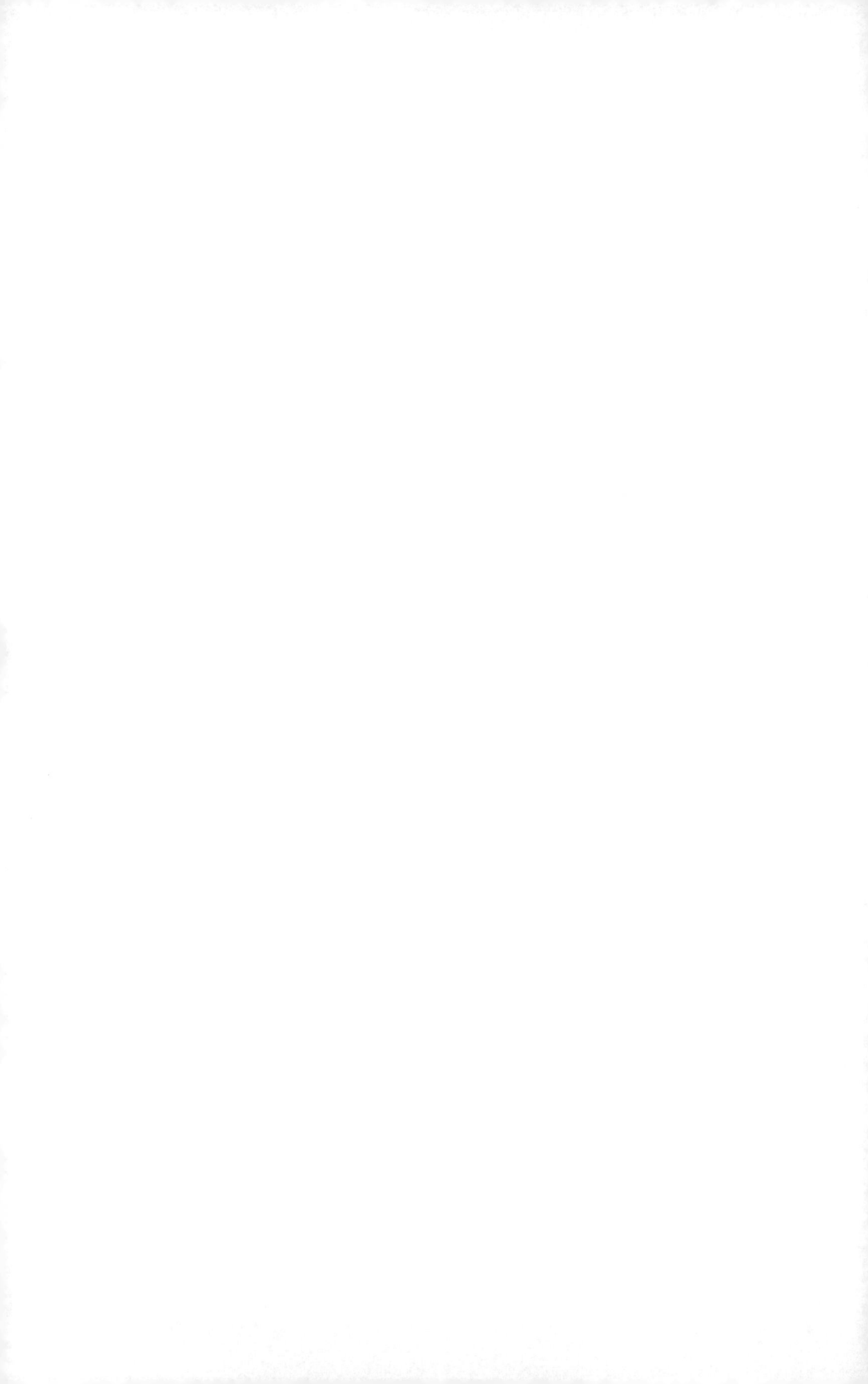